AF452109

TRAITEMENT
DE LA PHTISIE

PAR L'HYGIÈNE ET LE CLIMAT.

CONFÉRENCES FAITES AU COLLÈGE ROYAL

DES MÉDECINS DE LONDRES,

PAR LE **Docteur Hermann WEBER**

Médecin de l'hôpital allemand de Londres

recueillies et traduites par

LE DOCTEUR BRACHET

D'AIX-LES-BAINS (SAVOIE)

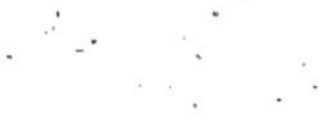

PARIS

G. STEINHEIL, ÉDITEUR

SUCCESSEUR DE H. LAUWEREYNS

2, RUE CASIMIR-DELAVIGNE, 2

Offert par les m...
des Brachet en mémoire
du D.r Brachet
16/9/01

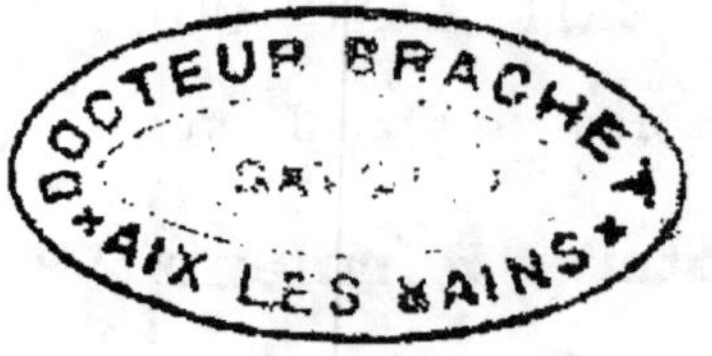

TRAITEMENT
DE LA PHTISIE

PAR L'HYGIÈNE ET LE CLIMAT.

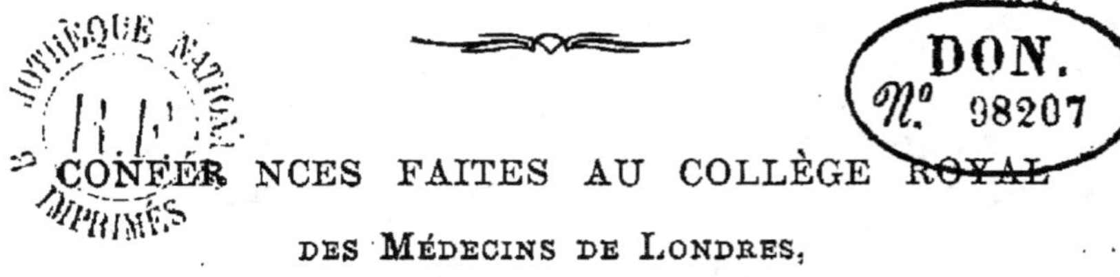

CONFÉRENCES FAITES AU COLLÈGE ROYAL

DES MÉDECINS DE LONDRES,

PAR LE **Docteur Hermann WEBER**

Médecin de l'hôpital allemand de Londres

recueillies et traduites par

LE DOCTEUR BRACHET

D'AIX-LES-BAINS (SAVOIE)

PARIS

G. STEINHEIL, ÉDITEUR

SUCCESSEUR DE H. LAUWEREYNS

2, RUE CASIMIR-DELAVIGNE, 2

PUBLICATIONS DU Dr BRACHET.

OBSERVATION D'HYDROCÉPHALE (Chambéry, 1864).

DU ROLE DU PARASITE DANS L'ÉTIOLOGIE DES MALADIES CUTANÉES PARASITAIRES (Montpellier, 1864).

DE LA CONTAGION DE LA PHTISIE TUBERCULEUSE (Nice 1866).

OBSERVATION DE TÉTANOS TRAUMATIQUE ET RHUMATISMAL, traité aux eaux d'Aix (*Union médicale*, 26 octobre 1869).

MYOME UTÉRIN DÉLOGÉ PAR LE TRAVAIL DE L'ACCOUCHEMENT et opéré avec succès (Paris, 1870).

TRAITEMENT DES BLESSÉS AUX EAUX D'AIX (Paris, 1872).

ANGIOME DE L'UTÉRUS (Observation présentée à la Société de Chirurgie, 1872).

APERÇU CLINIQUE SUR LES EAUX D'AIX ET DE MARLIOZ, 1874).

DU RHUMATISME UTÉRIN (Traduction de ORD, 1879).

OUVERTURE DE L'INSTITUT ANATOMIQUE DE ROME (*Progrès médical*, 1881).

OBSERVATION DE COXALGIE GUÉRIE PAR LES AIMANTS (*Progrès médical*, 1881).

OBSERVATION DE XANTHOME EN TUMEUR (BRACHET et MONNARD).

(Annales de Dermatologie et de Syphiligraphie, 1881.)

RHUMATISME (Traduction de MACLAGAN, 1883).

EPUISEMENT NERVEUX ET HYSTÉRIE, LEUR TRAITEMENT (Traduction de PLAYFAIR, 1883).

COMPTES-RENDUS DU SERVICE MÉDICAL A L'ASILE ANGLO-FRANÇAIS durant les dix dernières années.

OBSERVATIONS DE MYXŒDÈME CRETINOIDE (Lecture faite au Congrès des Sociétés Savantes le 25 février 1882).

AIX-LES-BAINS (Savoy). The Medical treatment and general indications (London, 1884).

ON RHEUMATOID ARTHRITIS AND ITS TREATMENT AT AIX-LES-BAINS (London, 1885).

RAPPORT SUR LES EAUX MINÉRALES DE L'ASIE, DE LA TURQUIE D'EUROPE, DE LA GRÈCE (1886).

PRÉFACE DU TRADUCTEUR.

Si jamais la thérapeutique de la phtisie a été intéressante, c'est assurément depuis que les recherches modernes nous ont décelé la présence constante du bacille dans les produits tuberculeux.

Pour le praticien qui ne peut passer son temps aux laboratoires, qui ne sait plus s'il doit s'attacher, avec le professeur Péter, à la spontanéité morbide et regarder le microbe comme un simple produit de la maladie ; ou s'il doit accepter la théorie de Koch, de Malassez et de Vignal, que le professeur Sée a défendue avec tant de talent dans son remarquable ouvrage sur la phtisie ; pour le praticien, disons-nous, il est difficile d'établir sur des bases rationnelles et durables les indications causales du traitement de la tuberculose. Comme le disait le Dr Debove dans ses cliniques de la Pitié (16 août 1885),

« les substances qui, introduites dans un milieu de culture, arrêtent le développement des bacilles sont nombreuses : l'acide phénique, le sublimé et beaucoup d'autres sont dans ce cas. Fræntzel a essayé de les administrer par différents moyens. Il les a données en inhalations, en potions, en injections, mais les résultats obtenus ont été nuls ». Le professeur Jaccoud disait en 1884 au congrès de Copenhague : « La découverte du bacille n'a pas fait faire un pas à la thérapeutique de la phtisie ».

Pour nous, habitués depuis bien des années à combattre la tuberculose avec l'hydrogène sulfuré de nos stations minérales de Marlioz et d'Aix-les-bains, nous avons suivi avec une sollicitude pleine d'intérêt les travaux et les communications du Dr Niepce d'Allevard qui démontrent que l'hydrogène sulfuré est un des toxiques les plus puissants du bacille tuberculeux. — Ce que Niepce a établi pour l'hydrogène sulfuré, d'autres l'ont fait pour l'iode, le thymol, l'acide phénique, le sublimé, etc., etc. — Toutes ces méthodes sont anciennes. Les découvertes nouvelles nous fournissent-elles un agent thérapeutique infaillible ?

D'autre part, la vaste question climatologique se présente au praticien avec ses raisons d'être, ses tendances à la mode, ses réclames et partant avec son manque de sécurité. Les stations duMidi ont leur raison d'être et leurs succès constatés ; mais les stations hivernales alpestres ont aussi leurs coryphées. Les observations surabondent pour prouver que l'élimination des produits morbides, que la cicatrisation des pertes de substances nécessitent telle ou telle altitude.

Des observateurs, moins confiants dans les altitudes, ont fouillé le sol et cherché dans les conditions géologiques des montagnes la raison de l'immunité et la cause de la guérison. — Pas de sous-sol de chaux ou de dolomite, mais des formations schisteuses, disent-ils.

Tout le monde admet que le séjour dans les montagnes favorise la fonte des noyaux caséeux et les cicatrisations.

Mais ce séjour n'a-t-il pas l'inconvénient d'accélérer parfois la marche des cas graves et avancés ? Le praticien devra-t-il envoyer son malade sur les sommets neigeux des Alpes, ou devra-t-il, comme je l'ai vu faire, conseiller trois mois de montagne et trois mois sur les bords de la Rivière ? Le professeur Jaccoud l'a dit, « les climats du Midi ne sont que des témoins de la thérapeutique » tandis que l'altitude en est l'agent. — Mais quels sont les malades qui bénéficieront de cette thérapeutique ? Quels sont ceux qui la toléreront ?

Cet ensemble de doutes m'a engagé à livrer au public français le travail d'Hermann Weber. — Ces conférences faites devant l'élite du corps médical de Londres ont l'avantage de présenter sous une forme claire et souvent attrayante les doctrines allemandes contemporaines , en même temps qu'elles relatent les moyens prophylactiques et hygiéniques dans l'application desquels nos confrères d'outre-Manche sont passés maîtres.

Aix-les-Bains, Février 1886.

L. BRACHET.

PREMIÈRE CONFÉRENCE.

Définition de la phtisie. — Infection. — Le bacille. — Prédisposition à la phtisie. — Prédisposition acquise et héréditaire. — Curabilité de la phtisie. — Eléments du pronostic. — Etat déplorable des phtisiques pauvres. — Traitement préventif.

L'étiologie, l'anatomie pathologique et le traitement de la phtisie ont été étudiés, il y a quelques mois, d'une manière très complète par les docteurs Wm Ewart, J. E. Pollock et Andrew. — Nous ne nous occuperons ici que du traitement hygiénique qui comprend et le régime et le choix des climats. Graves disait : « *Il est très important de savoir comment on peut rendre une personne phtisique, parce qu'en suivant une direction opposée, on pourra prévenir la maladie.* »

Je n'ai point la prétention, comme les praticiens que

je viens de nommer, de présenter dans ce travail des recherches scientifiques ; mon seul désir est d'attirer l'attention de mes confrères sur l'importance du traitement prophylactique plus encore dans les classes pauvres que dans les classes riches.

Le mot phtisie a eu diverses significations, suivant les époques et suivant les auteurs.

Pour nous, la phtisie est une affection chronique des poumons avec *induration* commençant presque toujours aux lobes supérieurs, ayant une tendance à passer à l'état caséeux, au ramollissement, à la formation de cavernes ou de sclérose. — Toutes ces modifications peuvent se présenter en même temps chez le même individu, dans les différentes parties du poumon, ou survenir successivement aux diverses périodes de la maladie.

Elles ont un caractère infectieux, une tendance manifeste à envahir les parties voisines et même à se reproduire dans d'autres organes. Toutes se rattachent le plus souvent au *bacille tuberculeux* découvert par Koch. — Ces altérations se greffent sur des organismes appauvris et prennent le plus souvent, pour lieu d'élection, la cellule pulmonaire. C'est ainsi que nous comprenions la phtisie après les opinions écrites par les Drs Green (1), Wilson Fox (2) et autres, quand le Dr Percy Kidd présenta son

(1) Proceedings of the Royal med. and Chir. Society 1884-85.
(2) id.

travail sur la distribution du bacille dans les lésions de la phtisie (1).

On ne saurait confondre sous cette dénomination les affections pulmonaires vulgairement appelées phtisie, qui ont pour cause quelque irritation mécanique comme l'aspiration d'une poussière inorganique ou organique ; on doit exclure les différentes formes de bronchorrée, d'emphysème, d'affection cardiaque, comme les altérations pulmonaires résultant de la compression des bronches, de quelque production hydatique, de cirrhose, d'empyème, enfin les lésions syphilitiques.

Les pathologistes suspectaient la nature infectieuse des altérations pulmonaires de la phtisie bien longtemps avant les études sur l'inoculation, qui datent des premières expériences de Klencke, en 1843 (2), et qui devinrent classiques après les savantes recherches de Villemin (3).

William Budd ne pouvait comprendre que le caractère infectieux de la phtisie ne fût pas admis par tous les pathologistes. William Thompson, de Melbourne, a constamment affirmé sa croyance à la contagion de la phtisie (4).

. (1) Médico-Chir. Trans. 1884-85.

(2) Untersuchungen Erfahrungen Gebiete d. Anatomie etc. vol. 1 Leipzig 1843.

(3) Bull. Acad. de médecine 1865-66.

(4) The Histo-Chemistry and Pathology of Tubercle; Melbourne 1876 et The Germ Théory of phthisis vérified Melbourne 1882.

Grâce aux découvertes de Pasteur, qui avait déjà été devancé sur quelques points par Schwann, ce véritable type du génie modeste ; grâce aux résultats merveilleux de la méthode antiseptique de Lister, la théorie des germes fait école dans le monde médical, et les idées de contagion de la maladie qui nous occupe sont aujourd'hui très répandues.

Pasteur a ouvert la voie à de nombreux observateurs, tels que : Davaine, Obermeier, Cohn, H. V. Carter, Cohnheim, Klebs, Wilson Fox, Burdon Sanderson, Baumgarten, Lister, Tyndall, Tommasi-Crudeli, Klein et autres. Aussi la découverte du bacille de la tuberculose par Koch est survenue comme un fait attendu (1).

Le Dr Andrew en a démontré l'importance dans ses leçons sur l'étiologie de la phtisie. « Peu de découvertes d'une égale valeur ont été aussi vite et aussi solidement confirmées que celle du bacille de la tuberculose. Watson Cheyne en a publié une étude complète après des expériences nombreuses faites soit en Angleterre, soit sur le continent. Beaucoup de ces études ont déjà été publiées en Angleterre, en France, en Allemagne, en Italie et en Amérique. — Le travail du Dr Percy Kidd et la discussion qui en a suivi la lecture à

____

(1) Mittheilungen aus dem Kaiserl. Gesundheitsamt vol. II Berlin 1884.

notre Société clinique ont jeté un nouveau jour sur cette question.

Malgré ces nombreuses recherches, nous ne connaissons pas complètement le bacille, c'est-à-dire non-seulement le petit germe qui en est l'élément, mais aussi les spores et le poison chimique qui se forme probablement durant son développement dans les tissus, comme la sepsine, poison très actif, se forme (d'après Gaspard, Panum, Billroth, Burdon Sanderson et autres) pendant la marche de la septicémie. Nous n'hésitons pas à croire qu'il existe une connexion étroite entre le bacille et la phtisie, mais de nouvelles recherches sont nécessaires pour montrer la nature exacte de leurs relations. Ainsi pourquoi le bacille prospère-t-il chez certains individus seulement et à certains moments?

Quelques microrganismes ne peuvent germer dans les tissus d'un animal vivant. Klein établit ce fait pour les organismes septiques et zymogéniques (1). Il explique leur présence, durant la vie, dans les tissus, malades par ce que ces tissus modifiés par l'inflammation ou une autre cause, sont pour ainsi dire morts avant que les organismes y prospèrent. Le bacille a-t-il son lieu d'élection dans les tissus sains ou dans les tissus altérés ? Inoculé, il prospère chez la plupart des animaux à sang chaud, mais ce n'est point une preuve qu'il trouve

____

(1) Micro-organisms and Diseases Mac Millau 1884.

un milieu de culture dans les tissus sains, quand il ne les atteint que par l'air ambiant. En premier lieu, l'air que nous respirons ne contient peut-être pas autant de bacilles en plein développement que bien des personnes le croient, car ce microbe n'y prospère pas à la température ordinaire. D'après Koch, il exige à peu près la température du corps ; son développement s'arrête au-dessous de 28 et au-dessus de 42 degrés centigrades. Il réussit beaucoup mieux entre 27 et 38°, tandis que d'autres microbes ont un champ plus étendu. — Ainsi le bacille de l'anthrax germe très bien entre 20 et 28° et même au-dessus de 43° — Une autre difficulté pour la multiplication en dehors du corps du bacille tuberculeux, c'est qu'il ne forme pas ses spores dans l'air comme le bacille anthrax. — Il se développe lentement en plusieurs jours, tandis que le bacille anthrax évolue en quelques heures. Le danger en est moins grand, car la muqueuse des bronches saines, pourvue de cils, doit favoriser l'expulsion du bacille pendant l'expiration. Evidemment on n'a plus les mêmes garanties quand cette muqueuse, surtout celle des plus petites divisions, est enflammée et privée de son epithelium. La respiration est imparfaite et l'expiration l'est plus encore, l'air qui n'est pas pur reste stagnant dans les espaces alvéolaires, et le bacille a beau jeu pour son développement.

Ceci nous conduit à un autre point, encore mal

établi, des rapports du bacille avec la phtisie, soit aux affections chroniques des sommets qui sont ordinairement regardées comme le début de la phtisie. — Tous nous avons rencontré de nombreux cas de cette nature, caractérisés par un certain degré de matité, par des râles muqueux et un état fébrile plus ou moins accentué. Dans plusieurs de ces cas, on voit, après un temps plus ou moins long, la maladie envahir les autres parties du poumon et arriver à une terminaison fatale.

Il y a cependant bien des cas dans lesquels elle est enrayée et paraît même complètement guérie. Ces cures ne sont parfois qu'apparentes et l'on voit, après des mois et même après des années, une affection similaire survenir dans l'un des sommets ou même dans les deux. La maladie prend alors le caractère d'une vraie phtisie ou peut de nouveau être enrayée.

J'ai recueilli dans mes notes onze observations d'arrêt ou de guérison ayant duré de 5 à 20 ans sans rechute, c'est-à-dire de guérison complète. Quelle était la nature de l'affection ? Etait-ce une affection bacillaire ou non ? A cette époque, le bacille n'était pas connu, et pourtant son absence constante des crachats aurait seule fourni une probabilité sérieuse en faveur de la nature non spécifique du mal.

Pour ma part j'ai tout lieu de croire : 1° Que *quelques-unes* des affections des sommets que j'ai rencontrées n'étaient pas parasitaires, mais simplement le résultat de catarrhes chroniques et d'inflammations en dehors de l'influence ou de la présence de bacilles, pendant qu'au contraire *le plus grand nombre* étaient dues à sa présence ; 2° qu'une affection simple présente une véritable aptitude à devenir bacillaire par l'introduction du parasite dans les tissus déjà malades ; 3° que les cas produits par le bacille peuvent, dans des circonstances favorables, devenir non-bacillaires.

Le Dr Wilson Fox pense qu'on ne doit pas accepter trop vite les nouvelles théories microscopiques pour la phtisie, attendu que l'étude histologique du tubercule est différemment présentée tous les deux ou trois ans.

Le Dr Green, d'un autre côté, accepte avec enthousiasme la théorie de Koch, qui lui semble bien en harmonie avec les anciennes idées sur la phtisie et avec la définition qu'il donne de cette affection. Il met en doute l'existence de l'induration prétuberculeuse du sommet, ce mot désigne peut-être, d'après ses remarques, une induration non bacillaire. Il est souvent, dit-il, difficile de préciser si une affection du sommet est tuberculeuse ou non, quand on ne perçoit pas les symptômes de ramollissement et de destruction. On m'a dit qu'il était peu prudent de discuter le traitement de la phtisie vu l'état actuel de nos connaissances sur cette maladie qui est dans une période de transition. Je ne partage pas cette opinion, n'ayant pas l'espoir d'arriver prochainement, par une connaissance plus précise du bacille et de ses conditions vitales, à atténuer par inoculation le virus tuberculeux, à détruire les spores dans l'air que nous respirons ou dans nos tissus; de trouver des substances chimiques capables, tout en altérant à peine nos cellules organiques, d'empêcher la multiplication du bacille. Ces moyens peuvent un jour être découverts sans doute, mais je ne crois pas que ce soit de longtemps. Nous ne sommes pas comme les chirurgiens qui peuvent se prémunir contre l'envahissement des spores dans les plaies et les blessures. J'apprécie beaucoup les aspirateurs fort ingénieux de Tyndall et de Frankland, mais je ne crois pas que leur emploi se généralise. Une fois l'organisme infecté, je me demande comment on pourra arriver à donner une médication qui ne le fatiguera pas en attaquant le parasite.

Les chirurgiens eux-mêmes se trouvent tout à fait désarmés devant la pyémie ou la septicémie, quand ils doivent recourir aux médications antiseptiques internes, et ils ont bien de la peine à désinfecter une plaie extérieure sinueuse. Je me souviens d'une conversation que j'avais, il y a quelques années, avec sir Joseph Lister qui ne me semble pas avoir changé d'opinion depuis lors. — Pour le créateur de la chirurgie antiseptique, il n'y avait guère d'espoir de trouver jamais le moyen de désinfecter un poumon envahi par les bacilles.

Bien que nous ne puissions pas détruire encore le parasite, nous ne devons pas désespérer d'obtenir de bons résultats en plaçant les individus dans des conditions où ils ont moins de chance d'être infectés, ou, s'ils le sont déjà, dans des conditions capables de limiter les progrès de la maladie et d'aboutir à une guérison plus ou moins complète et plus ou moins durable.

Le bacille du tubercule et ses spores sont très communs ; heureusement beaucoup de personnes restent indemnes. La plupart de ceux qui subissent l'infection ont éprouvé soit une dépression morale ou physique, soit un état inflammatoire ou catarrhal des organes de la respiration, soit une fièvre éruptive ou typhoïde ou même une simple coqueluche. — Sous ces influences, le pouvoir de résistance de l'organisme s'affaiblit et il constitue un milieu favorable au développement des germes pathogènes.

Cette diminution de la résistance produit précisément la prédisposition acquise qui peut être passagère ou permanente. Le premier devoir du médecin est de lutter contre cette prédisposition en améliorant la nutrition, et de diminuer les chances d'infection quand elle existe. — La prédisposition héréditaire se rencontre très souvent. Nous ne discuterons pas ici l'hérédité, nous ne nous démanderons pas si c'est une transmission directe du virus des parents à leurs enfants, comme l'indique le professeur Sée (1) dans son intéressant ouvrage, —ou de certains états anormaux prédisposant à la mala-, die ; nous ne saurions oublier en tête du traitement prophylactique ce que nous imposent les conditions héréditaires.

Nous dirons quelques mots sur le pronostic en âchant de combattre le pessimisme de certains pathologistes. Il n'y a plus de doute aujourd'hui sur la curabilité de la phtisie. Comme le dit Carswell, « l'anatomie pathologique en est la preuve la plus concluante ». Tous nous avons rencontré cette preuve dans les autopsies de personnes ayant succombé à quelque autre affection.

Ces observations ont moins de portée quand on ne connaît ni l'historique de la maladie tuberculeuse ni celui des moyens qui ont pu être employés our en obtenir la guérison. Aussi je me permets de rappeler ici un cas intéressant, où j'ai pu suivre et voir guérir tour à tour deux attaques éloignées e phtisie et constater, sept ans après la guérison de la seconde, les lésions cicatricielles de la maadie. La mort étant survenue dans le cours d'une èvre typhoïde avec perforation intestinale, je pus aire l'autopsie.

(1) **Phtisie bacillaire des poumons.**

OBS. I.

C. M..... âgé de 21 ans, — tendance héréditaire tuberculeuse du côté du père, — venait me consulter en juillet 1865 pour une hémoptysie. Il avait eu antérieurement plusieurs bronchites. Je constatai au sommet gauche et dans la région sus-épineuse un peu de matité et des râles crépitants. Le côté droit était complètement sain. Etat fébrile, léger amaigrissement. L'hémoptysie céda bien vite au seigle ergoté, aux boissons froides, au repos et à une bonne aération. J'envoyai ce malade à Weybridge où il pouvait se promener dans les forêts de sapin de St-Georges. J'avais conseillé de fréquents repas et prescrit l'huile de foie de morue associée à de faibles doses d'arsenic. On lui conseilla ensuite d'aller passer 10 à 12 mois à Davos ou à St-Moritz. Au lieu de cela et pour suivre un autre conseil, mon malade se rendit au Cap où il ne put rester à cause du vent et de la poussière. Il fut alors envoyé dans les montagnes chez les *Boers* ; il passait six mois d'hiver dans diverses propriétés à des altitudes de 1300 à 2000 mètres, le plus souvent en plein air, marchant beaucoup ou montant à cheval. La guérison fut complète. C. M..... put redescendre au Cap et dans les environs. En janvier 1873, après

une année passée à Paris et à Londres, nouvelle
hémoptysie. Le sommet gauche, presque sain, ne
présentait qu'une légère matité avec quelques cra-
quements secs, mais pas de râles humides. Le sommet droit au contraire présentait les mêmes conditions que j'avais observées en 1867 dans le sommet
gauche. Lé même traitement amène encore une
amélioration, et notre malade peut s'embarquer
pour Valparaiso. Il ne tousse presque pas pendant
le voyage; mais, s'étant remis à un travail de bureau
dans cette ville, son état empira. Il dut, suivant
mon conseil, passer une année à Jauja dans les
Andes péruviennes, puis il revint à Valparaiso. J'eus
l'occasion d'examiner C. M..... en 1878 durant un
voyage qu'il fit en Europe. La matité et l'induration
du sommet gauche avaient complètement disparu.
La respiration était un peu rude ; l'expiration prolongée. Au sommet droit, un peu de matité, expiration rude et prolongée. Il supportait toute espèce
de fatigue, mais ne pouvait rester dans des appartements privés d'air. Je ne revis ce malade qu'en août
1881 à son retour d'Italie, et avec une fièvre typhoïde peu intense. Il était presque guéri, quand, à
a fin du 4° septenaire, il mangeait sottement une
grande quantité de raisins. 24 heures plus tard, il
se produisait une perforation de l'iléum au niveau
d'une ulcération qui était déjà en voie de cicatrisation, plusieurs autres étaient déjà cicatrisées. J'ai pu
constater la preuve d'îlots crétacés dans les som-

mets des deux poumons ainsi que dans le lobe infé-
rieur du poumon droit, en même temps que les
changements de voisinage si souvent décrits.

Ces deux attaques de phtisie ont-elles été pro-
duites par le bacille, et, dans ce cas, les masses cré-
tacées enkystées contenaient - elles toujours des
bacilles et des spores ? Telle est la question.

S'il en est ainsi, il est possible que les attaques
successives de phtisie qui surviennent après des
guérisons apparentes soient dues à une auto-infec-
tion produite par certains parasites imparfaitement
renfermés dans la substance isolante.

Le Dr Neuwerk de Tübingen a publié dernièrement une observation qui tend à démontrer que
le bacille subsiste toujours dans ces *masses cré-
tacées*.

OBS. II.

Un garde forestier, natif d'un des districts les
plus sains de la Silésie prussienne, ayant servi dans
la guerre franco-allemande 1870-1871 , jouissait
d'une santé parfaite et passait encore en 1875 une
visite qui ne révélait rien. En 1877, durant six mois,
toux, anémie, amaigrissement et un malaise général.
Il guérit pourtant, continuant ses occupations en

plein air, quand il fut rapidement enlevé par un cancer de l'estomac. L'autopsie révéla, dans les deux sommets rétractés, des noyaux crétacés de différente consistance et des nodules caséeux, dans un desquels le docteur Neuwerk trouva des bacilles bien développés. — Il attribuait ces désordres à la maladie de 1877.

L'observation du Dr Neuwerk et la nôtre ont ceci de commun, c'est que les attaques de phtisie ont été guéries par le « grand air » et que la mort fut occasionnée par une maladie intercurrente. Ces deux observatious prouvent la curabilité de la phtisie, et pour ma part je suis convaincu de la fréquence des guérisons.

Rien n'est, à mon avis, plus funeste que la croyance à l'incurabilité. — Elle enraye toute tentative pour provoquer l'arrêt de la maladie. A l'époque où j'étais étudiant, la phtisie était pour tous incurable. On cachait aux malades le nom de leur maladie. Combien ces pauvres gens étaient démoralisés si, par hasard, ils en avaient connaissance ! Souvent même, désespérés, ils abrégeaient leur vie par le poison ou des excès de tout genre. Je me rappelle également l'enthousiasme de la jeune génération médicale et du public quand on professa une doctrine plus consolante, je me rappelle avec quelle docilité les malades se soumirent à tous les sacrifices, à une expatriation prolongée pour profiter des moindres chances de guérison. — Je ne puis redire les noms de tous nos maîtres qui ont travaillé dans ce but, mais je mentionnerai Graves, Carswell, Archibald Smith, Addison, Félix Niemeyer.

La partie du poumon détruite avant le traitement ne peut être reconstituée, mais il est prouvé que l'on peut vivre longtemps malgré la destruction d'une grande partie de cet organe et que la fonction peut s'exécuter convenablement dans un poumon qui a été atteint en partie par la maladie. — La formation d'une cavité n'empêche pas la guérison. Ces cavités ont été très bien décrites par les docteurs C. F. Williams, Douglas Powell, et surtout par Williams Ewart (Gulstonian lectures 1882). Il arrive quelquefois que la formation d'une caverne est une condition favorable à la guérison à condition que les éléments infectieux soient évacués et qu'une zone fibreuse établisse la démarcation entre elle et les tissus sains. La tendance aux modifications fibreuses de la phtisie est une des meilleures conditions de prolongation de la vie, et bien souvent de guérison.

On rencontre certaines constitutions qui résistent mal aux maladies graves, surtout à la phtisie. Il est difficile de décrire ces anomalies anatomo-physiologiques que les anciens physiologistes, surtout en Allemagne, appelaient *éréthisme constitutionnel*. La moindre plaie ou la plus petite cause d'irritation produisent des manifestations générales, principalement un état fébrile, exagéré, qui, pendant assez longtemps, apporte des désordres dans la santé. Le pouls est rapide, l'appétit variable, les muqueuses sont irritables, le sommeil est troublé. Une asthénie plus ou moins marquée accompagne toujours cet état que nous appellerons aussi *éréthisme constitutionnel*. Les traitements généraux, le choix des climats si précieux dans la phtisie réussissent mal quand existe cette complication qui rend le pronostic plus grave et nécessite un traitement prophylactique. — Il faut donc tenir grand compte de l'intelligence et du jugement du malade et de ceux qui l'entourent. — Les malades qui connaissent leur état et toutes les conditions qui peuvent leur être nuisibles ou profitables ont plus de chance de guérison que ceux qui, moins intelligents, ignorent les petits détails journaliers qui peuvent compromettre leur santé. Il n'y a pas une maladie dont le traitement demande autant de sacrifices que celui de la phtisie ; ceux qui peuvent les supporter ont plus de chance de guérison que les autrss ; c'est pour cela que les pauvres atteints de cette affection méritent toute notre sympathie. Les autres maladies trouvent dans les hôpitaux un confort relativement grand. Il n'en est pas de même pour les phtisiques et nos hôpitaux spécialement affectés à ces malades peuvent à peine en recevoir un sur mille. Je voudrais bien, Messieurs, que vous puissiez apprécier cette insuffisance et user de votre influence respective pour donner plus d'extension à nos institutions philanthropiques.

Traitement préventif.

Nous ne saurions passer sous silence le traitement prophylactique ou préventif de la phtisie, qui le plus souvent offre l'unique chance de guérison ; car il est des constitutions dans lesquelles la maladie, une fois bien établie, marche avec une rapidité fatale. D'autres individus, doués d'une constitution plus résistante, ne peuvent se procurer les moyens pour suivre des traitements qui doivent durer de longues années.

La prophylaxie de la tuberculose a été savamment étudiée par des grands maîtres, tels que Mac Cormac, Pollock, Jaccoud, Rühle, etc., etc., et dernièrement par Ewald dans un travail présenté au Congrès médical de Copenhague.

Certaines questions relatives à cette prophylaxie

sont du ressort de l'hygiène publique, par exemple celles de la destruction des vaches tuberculeuses, de l'interdiction des viandes et du lait de ces animaux ; celle de l'hygiène des écoles, des salles de jeu, le nombre des heures d'école, les conditions des cités ouvrières, etc., etc.

La contagion de la phtisie n'est pas encore assez connue pour qu'on puisse établir des règles prophylactiques, mais le médecin doit se préoccuper de tout ce qui a trait à cette question. Je n'ai pu m'en occuper ici au point de vue étiologique, mais seulement au point de vue préventif. Le Dr Andrew l'a étudiée dans ses leçons ; sans accepter toutes ses théories, nous reconnaissons le mérite de ses données historiques et de son argumentation basée sur des expériences personnelles.

Le travail du Dr Andrew ne fait pas mention des considérations morales qui peuvent parfois influencer les conseils que l'on est appelé à donner.

Il se trouve des gens du monde qui n'admettent pas que le médecin défende le mariage aux phtisiques, soit parce que c'est pour ces malades une cruelle révélation de la gravité de leur situation, et partant un moyen de précipiter leur fin. Si la maladie ne s'aggravait pas après le mariage, il serait peut-être cruel de s'y opposer ; mais l'expérience nous prouve le contraire.

Tous donc voient aujourd'hui que l'infection peut

se produire par inoculation et que cela arrive plus souvent qu'on ne le pense. En voici des exemples :

Le Dr Lindmann (in the Deuts med. Woch. 1883) rapporte le cas de deux enfants israëlites circoncis par un rabbin, arrivés à la dernière période de la phtisie. Suivant les habitudes religieuses juives, ce rabbin suçait les prépuces circoncis. Chez les deux enfants on put constater des ulcérations de nature tuberculeuse des prépuces, avec engorgement des ganglions inguinaux. L'un guérit après quelques mois. Chez l'autre, les ganglions s'ulcérèrent, et il s'en écoulait un pus caséeux. L'enfant sembla guérir, pour succomber durant sa 3ᵉ année au mal de Pott, compliqué d'une phtisie galopante.

Voici un autre fait observé par le Dr Reick (Berlin medic. Woch. 1878). — Le service des femmes en couches du petit village de Nuremberg était réparti entre deux sages-femmes. L'une d'elles devenait tuberculeuse en 1874 et succombait en 1876. Dix enfants sans aucune prédisposition héréditaire, soignés par cette sage-femme du mois d'avril 1875 au mois de mars 1876, mouraient dans leurs 17 premiers mois. Aucun de ceux qui furent soignés par l'autre sage-femme dans cet intervalle ne succomba. La méningite tuberculeuse est d'ailleurs très rare à Nuremberg. La sage-femme phtisique avait pour habitude de suçer le mucus de la bouche des nouveaux-nés et de leur insuffler de l'air par la bouche quand ils présentaient le moindre signe d'asphyxie.

Dans ce cas avait-on une inoculation ou une véritable contagion ? Il est à présumer qu'avec une observation plus sérieuse on constaterait bien plus souvent des cas dus à l'inoculation. Je me souviens de deux cas que je rapporte aujourd'hui à l'inoculation, ce que je n'eusse point songé à faire alors.

Le premier se rapporte à une femme dont le nourrisson était phtisique. Elle eut d'abord sur le côté de la langue une ulcération qu'on attribua au frottement d'une dent cassée. La dent ayant été polie, l'ulcération résista aux caustiques ordinaires : borax, chlorates, etc. Quelques mois plus tard, cette nourrice perdait la voix et finalement mourait phtisique. J'ai tout lieu de croire que cette ulcération de la langue était le fait de l'inoculation et le point de départ de la phtisie de cette femme qui ne présentait pas la moindre prédisposition à la tuberculose.

Une pauvre mère qui soignait sa fille phtisique, âgée de 15 ans, partageait son lit et l'embrassait souvent. — Comme dans l'observation précédente, on constata, avant toute manifestation de phtisie pulmonaire, des ulcérations d'abord sur la langue, puis sur les amygdales. Mais cette femme appartenait à une famille légèrement entachée de tuberculose; le mari était mort phtisique.

Bien qu'ayant joui d'une parfaite santé jusqu'au moment où elle dut soigner sa fille, elle pouvait être sous le coup d'une phtisie larvée avant l'apparition de manifestations à la langue et aux amygdales.

Les pathologistes sont loin d'être d'accord sur la contagion de la phtisie. Les observations des Drs Burdon Williams, Pollock et Andrew sont concluantes, et déjà nous sommes certains que la phtisie ne se communique pas comme la fièvre scarlatine ou la petite vérole. La contagion de la tuberculose est plus à redouter entre mari et femme ou entre parents partageant la même chambre et le même lit qu'elle ne peut l'être pour les gardes-malades ou les médecins. Elle est bien moins dangereuse dans les grands hôpitaux spéciaux, comme celui de Brompton, qu'elle ne l'est dans de petites maisons particulières.

Depuis que j'ai lu à la Société clinique de Londres, il y a quelque dix ans, un travail (1) sur la contagion de la phtisie entre mari et femme, je n'ai pas rencontré dans ma pratique des cas aussi typiques que ceux que je publiais alors, d'où je conclus qu'ils sont moins fréquents que je ne le pensais. Mais je n'en crois pas moins à la contagion de la maladie. Il ne faut pas oublier les re-

---

(1) On the communicability of consumption from Husbaud to wife (Trans. of the clinical Society of London vol. VII p. 144, 1874).

cherches expérimentales de Tappeiner, de Vera-
guth, de Schæffer. (1)

Devant ce caractère infectieux de la phtisie, la
médecine préventive doit indiquer certaines précautions dont j'indiquerai les plus essentielles. Les
phtisiques, surtout à la période subaiguë, ne devraient pas faire des travaux où la respiration, la
salive, les crachats puissent être en contact avec
des personnes bien portantes et surtout avec des
gens affaiblis, jeunes ou prédisposés. C'est avec raison que les médecins défendent aux phtisiques
d'embrasser d'autres personnes. Cette prescription
me rappelle involontairement une faintaisie char-
mante du poète allemand Scheffel, dans laquelle
il met en scène un splendide Tom-Cat, un roi de
l'espèce féline, qui, du haut du toit, son trône aérien,
observe ce qui se passe au-dessous et fait d'amu-
santes réflexions sur la bizarre coutume qu'ont
d'échanger des baisers, surtout au temps de la jeunesse, les êtres qui appartiennent à l'humaine
espèce.

On peut conclure avec le matou philosophe que
le baiser se rattache tellement à la nature
humaine qu'il est peu probable qu'on puisse l'in-
terdire par mesure d'hygiène.

---

(1) Le dernier travail sur la question a été publié à la Société
de chirurgie de Philadelphie le 5 février 1885 par le Dr Webb et
est intitulé « Facts serving to rove the contagiousness of tuber-
culosis ».

Naturam expellas furiâ tamen usque recurret.

On doit désinfecter et jeter bien vite les sécrétions et les excrétions des phtisiques.

Les vêtements de laine ou de flanelle doivent être souvent changés et désinfectés. Il faut avoir soin d'enlever des chambres des malades tous détritus, toute poussière qui pourraient servir de véhicule aux microbes. Il ne faut jamais balayer à sec les appartements. Une ventilation très grande est nécessaire, soit pour protéger ceux qui soignent les malades, soit pour tonifier ces malades eux-mêmes. Il est du devoir du médecin de dissuader autant que possible du mariage, non-seulement les phtisiques avérés, mais aussi ceux qui, indemnes encore, appartiennent à des familles manifestement tuberculeuses.

Souvent la passion sera plus forte que les conseils de la sagesse; mais du moins nous aurons rempli notre mission. Si nous n'avons pu réussir à empêcher les mariages, au moins surveillons les enfants qui présentent des *tendances héréditaires.*

Les mères poitrinaires ne doivent jamais nourrir leurs enfants, qui réclament au contraire des nourrices fortes et saines. Si on ne peut se procurer une nourrice, l'enfant doit être élevé au biberon pendant sa première année avec du lait de vache, d'ânesse ou de chèvre. Si l'on n'est pas sûr de la pureté de ce lait, il faut le faire bouillir. Le lait constituera, durant les six premières années de la vie, l'élément princi-pal de la nourriture, pour faire place graduellement à une nourriture mixte de viande, de farineux et de légumes.

Je suis tout à fait de l'avis du Dr Duckworth (*Practionner 1885*) sur l'usage insuffisant du lait en Angleterre soit pour les enfants soit pour les adul-tes. Cette observation est plus juste encore pour les autres pays. On sait quelle difficulté on a à trou-ver du lait en Italie par exemple.

Les enfants ne doivent jamais dormir dans les mêmes chambres et moins encore dans les mêmes lits que leurs parents ou d'autres personnes affec-tées de tuberculose. Leurs chambres doivent être larges, bien éclairées, donner au midi ou au cou-chant, être très ventilées de jour et de nuit. Quelle que soit la portée de l'explication du Dr Henry Mac Cormac sur l'origine de la phtisie par l'air expiré et réinspiré, on doit reconnaître que l'air pur est le meilleur moyen de prévenir la maladie et que le travail de Mac Cormac est le plus éloquent plai-doyer en faveur de ce grand principe.

La température des chambres ne doit pas dépas-ser 18°, ce qui est suffisant pour les jeunes enfants, et 17° pour les enfants un peu plus grands. Elle doit être inférieure encore dans les chambres à coucher. On doit faire usage de flanelle. Les habil-lements doivent être chauds et dégagés. Chaque jour,

on doit faire des frictions avec des lavages à l'é-
ponge. Après l'âge de 2 ans, l'eau pour la toilette
doit être abaissée à 16°. Dès sa naissance, l'enfant
doit être tenu en plein air plusieurs heures par jour
et plus tard il doit y passer la plus grande partie de
la journée.

Le séjour à la campagne, dans un air sec et ensoleillé, est préférable. On doit aussi conseiller les
exercices auxquels participe l'ensemble du système
musculaire et des organes·de la respiration et de la
circulation. La nutrition sera notablement amélio-
rée. On ne peut donc qu'approuver la gymnastique,
l'exercice du cheval, la marche dans les montagnes,
l'exercice de la rame.

L'éducation intellectuelle ne doit pas être négligée, mais on l'associera à l'éducation physique. On
doit surtout proscrire les habitudes sédentaires et
dans les appartements privés d'air ; on doit éviter
les professions qui réclament ce genre de vie, mais
au contraire rechercher les occupations au grand
air, comme l'agriculture ou la marine ; on doit
surtout surveiller l'époque où cesse la croissance
et la première année qui suit cette époque.

Mais comment appliquer tous ces conseils dans la
classe pauvre? Je crains bien que nous ne soyons pas
à la veille de résoudre le problème. Nous indiquons
sommairement ces principes pour ceux qui peuvent
aider aux soins et à l'éducation des enfants pauvres.

Peu à peu les progrès de l'hygiène pénètrent pour certains cas isolés et dans les maisons bien tenues destinées aux orphelins. On peut toujours demander les meilleures conditions hygiéniques pour les écoles populaires, telles que des cours bien aérées, des gymnases et des maîtres de gymnastique.

Il n'est pas un praticien qui n'ait pu observer combien une éducation physique bien dirigée peut rendre de services, même dans les cas les plus désespérés. Je ne fais que rappeler ici un cas très intéressant.

Il y a une trentaine d'années, j'eus l'occasion de voir, dans une petite rue de Bloombury square, une dame atteinte de phtisie galopante. Le mari, professeur de langues, d'une famille de tuberculeux, venait de mourir à l'âge de 38 ans d'une phtisie chronique dans mon service à l'hôpital allemand.

La famille de cette veuve était également tuberculeuse. Sur trois frères et deux sœurs, deux frères et une sœur avaient déjà succombé à la maladie. Elle avait eu sept enfants en douze ans. Le second était mort de méningite tuberculeuse. Les autres, dont quatre garçons de 12, 9, 4 et 2 ans, et deux filles de 5 et 1 ans, présentaient une bonne santé, sauf le plus jeune des garçons qui était pâle et rachitique.

Après la mort de la mère, quelques parents riches et dévoués prirent les enfants avec eux, dans les montagnes de la Silésie, une des parties les plus saines de l'Allemagne. Là ils leur donnèrent les soins hygiéniques que j'indiquais plus haut. Le fils aîné se porta bien tandis qu'il prit beaucoup d'exercice en plein air. Mais, à partir de 23 ans, il abandonna tout exercice pour se livrer à l'étude des affinités des langues, travaillant jour et nuit, prenant ses repas dans sa chambre au milieu de ses livres. En moins de 18 mois, il fut emporté par la phtisie. Le second fils s'occupait d'agriculture et jouit d'une santé parfaite jusqu'à l'âge de 29 ans. Ne trouvant pas son travail assez rémunérateur, il entra alors dans une maison de commerce où il travaillait presque tout le jour dans un logement mal aéré. — Après deux années à peine de ce travail de réclusion, il eut plusieurs hémoptysies et mourut en moins de deux ans. Le troisième fils, soldat dans la cavalerie, menait une vie des plus actives et se portait fort bien. Le quatrième enfant, qui était alors une fillette de 5 ans, est maintenant une forte campagnarde sans enfants, mais se portant très bien. Le plus jeune des fils, qui était rachitique dans son enfance, est devenu un homme très fort et s'occupe maintenaut d'agriculture près de Manitoba au Canada; la dernière des filles, qui vit avec lui, est aussi bien portante.

Cette observation est fort intéressante en ce qu'elle montre qu'on peut enrayer une tendance héréditaire quoique très manifeste.

Et ceci est d'autant plus frappant que, sur onze cousins de ces enfants, neuf succombèrent tuberculeux avant d'avoir atteint leur 28e année. De plus, cette observation montre que, si l'on néglige les règles de l'hygiène, même alors que la constitution paraît excellente, la maladie peut apparaître subitement et marcher rapidement. Mon expérience me force de reconnaître qu'une grande tendance héréditaire, surtout du côté maternel, réclame la plus sérieuse attention, non seulement durant les trente premières années, mais depuis l'enfance jusqu'à la vieillesse, qui n'est point exempte de phtisie. J'ai rencontré bien des cas où la phtisie ne s'est pas manifestée jusqu'à 50 ans, grâce à un traitement sévère, pour apparaître ensuite après des écarts de régime.

C. M., avec des antécédents héréditaires maternels, se porta fort bien jusqu'à l'âge de 52 ans, époque à laquelle il quitta le service de la marine. Une grave maladie de sa femme l'obligea de la soigner, de rester ainsi renfermé durant plusieurs mois. Un état dyspeptique et la phtisie se développèrent et C. M. mourait à l'âge de 56 ans.

A. D. avait également un triste historique du côté maternel ; il jouissait d'une bonne santé comme voyageur de commerce jusqu'à l'âge de 54 ans. Il changea alors de travail, devint associé de la maison et vécut toujours enfermé en ville. Sa santé commença à faiblir après la première année et il mourait, dans sa 59 année, de tuberculose. Je n'en finirais pas si je voulais vous rappeler les nombreuses observations où il m'a été donné de constater la phtisie comme ayant occasionné la mort chez des gens qui avaient pu s'assurer à 60 ans à des compagnies d'assurance, malgré des antécédents héréditaires déplorables. Les assurances s'étaient montrées faciles parce qu'il est admis dans le vulgaire que la phtisie ne se développe plus à un âge avancé.

Le Dr Sommerbrodt a rencontrë des lésions tuberculeuses ayant occasionné la mort onze fois sur 23 autopsies qu'il a faites de vieux soldats en retraite morts à près de 82 ans.

Le Dr Wurtzburg a constaté qu'en Prusse, si l'on compare le nombre des morts par la phtisie à un certain âge au nombre des vivants du même âge, la phtisie est plus fréquemment la cause de la mort dans l'âge avancé que dans la jeunesse. Il établit ainsi sa statistique : Sur 10.000 personnes vivantes, il compte 93 morts phtisiques de 60 à 70 ans ; 68 de 50 à 60 ans ; et seulement de 30 à 40, de 20 à 25 ans.

Lehmann constate également qu'à Copenhague le nombre des morts phtisiques, comparé au nombre des vivants, augmente avec l'âge jusqu'à 75 ans. — Cette statistique n'est pas la même partout. En France et en Angleterre, la plus grande proportion des décès par la tuberculose est de 15 à 33 ans. D'où vient la différence de cette statistique ? Cela peut dépendre de la différence des dénominations des maladies suivant les différentes contrées. C'est ainsi qu'en Angleterre le nombre des morts dues à une *affection pulmonaire* dans la vieillesse est proportionnellement plus grand qu'en Prusse, où celui des morts dues à la phtisie chez les vieillards est bien plus restreint. Il se peut aussi que quelques cas appelés en Angleterre bronchite ou affection pulmonaire soient classés en Prusse parmi les cas de phtisie. Une partie de cette différence tient aussi à ce qu'en Prusse, durant les hivers très rigoureux, les vieillards sont bien plus renfermés dans des logements étroits, mal aérés et chauffés au poële, tandis qu'en Angleterre, où le froid n'est jamais intense, les chambres chauffées sont mieux aérées.

On trouvera les renseignements les plus exacts sur cette question dans le numéro de juin 1884 du journal de la Société des statistiques par le Dr Longstaff, « *On the recent decline in the English death-rate considered in connection with the causes of death.* »

Le traitement préventif de la *prédisposition acquise* à la phtisie est en principe le même que celui de la prédisposition héréditaire. Il n'est généralement pas nécessaire de le continuer durant toute la vie, mais seulement durant un temps plus ou moins long. Il faut excepter les cas où l'on rencontre un affaiblissement général dû soit à une perturbation de la santé des parents avant la fécondation ou de la mère pendant la grossesse, soit à des influences pernicieuses durant les premiers mois de l'existence. Le traitement préventif diffère suivant les individus, suivant les causes de la prédisposition et enfin selon les organes affaiblis.

La *prédisposition au catarrhe de la muqueuse respiratoire* engendre souvent la phtisie. On ne doit pas, dans ces cas, prescrire de repos à la chambre; on doit au contraire habituer les personnes délicates à affronter le grand air par presque tous les temps, en étant bien recouvertes de flanelle. On conseillera les promenades à cheval ou en voiture découverte; une ventilation constante des appartements; un lavage journalier de tout le corps, d'abord tiède et alcoolisé, puis froid ; des frictions stimulantes ; une nourriture tonique ; un séjour au bord de la mer ou dans les montagnes suivant les constitutions.

Les affections catarrhales *à répétition* peuvent être une cause prédisposante soit en produisant des déchirures de la muqueuse où le bacille peut ensuite germer aisément, soit en affaiblissant les cellules épithéliales et les mouvements de leurs cils, soit en diminuant la fonction respiratoire parce que le malade fait inconsciemment des inspirations moins profondes pour éviter la toux, soit enfin en affaiblissant toute la voie organique. Un simple rhume entraîne après lui un grand affaiblissement, la perte de l'appétit et une répugnance pour toute espèce d'exercice.

La gêne respiratoire est fort bien guérie par un exercice convenable, même s'il se produit de la fatigue. Les mêmes soins doivent être donnés aux personnes chez qui le thorax est peu développé (forme paralytique), qui présentent le type phtisique, qu'il soit héréditaire ou acquis, et aux personnes sujettes à de fréquents catarrhes. C'est surtout contre le développement incomplet du thorax que les exercices gymnastiques, que les inspirations prolongées s'alternant avec des expirations complètes sont utiles. On fera aussi respirer les bras élevés, de façon à favoriser l'entrée de l'air dans les sommets ; on conseillera également les promenades dans les montagnes.

Il est du devoir du médecin de prévenir la disposition à la maladie par une hygiène bien entendue, comme aussi par la manière de soigner les maladies aiguës, surtout celles qui affectent les organes de la respiration, comme la rougeole, la coqueluche, la diphtérie, la bronchite, la pneumonie.

L'étude plus complète des règles générales se trouve à l'article sur la pneumonie de Willson, publié dans le « système de médecine » de Russell Reynold.

C'est surtout dans la rougeole, la dyphtérie, la

coqueluche, que les appartements surchauffés, mal aérés, sont dangereux. Un changement d'air, soit auprès de la mer, soit dans les montagnes, est souvent très utile dans la convalescence de ces maladies.

La médecine préventive de la phtisie est de toute importance. Vous savez combien la mortalité des soldats et des prisonniers phtisiques a diminué depuis qu'on a amélioré la ventilation des baraques et des prisons. L'importante découverte du drainage pour sécher le sol par Bowditch et Buchanan a aussi beaucoup diminué la mortalité des phtisiques.

DEUXIÈME CONFÉRENCE.

Traitement curatif. — Rapports du médecin avec le malade. — 1. Régime. — Digestion défectueuse. — Recherches de Raulin sur les substances minérales. — Lait. — Heures des repas. — Cures de phtisie. *— Alcool. — 2. Aération. — Traitement en plein air. — Défectuosité du traitement dans les hôpitaux généraux. — Hôpitaux de Brompton et de Ventnor. — Urgence de multiplier de petits hôpitaux spéciaux pour la phtisie dans les campagnes. — 3. Exercice. — 4. Hygiène de la peau. — Habillements.*

Les points principaux du traitement curatif dè la phtisie sont : l'amélioration de la nutrition générale, ou, pour se servir de l'expression du Dr Beale, le bioplasme; la régularisation de la respiration et de la circulation; l'arrêt de la maladie déjà existante; la mise en garde contre l'infection. Il faut surveiller l'alimentation, l'aération,§prescrire un exercice régulier, une hygiène tonique de la peau et entretenir le plus possible la tranquillité morale.

Nous passerons en revue : 1° le traitement hygiénique concernant la nourriture ; 2° l'aération ; 3° l'exercice et les repas ; 4° la balnéothérapie ; 5° enfin le choix du climat.

Pour ce qui est des rapports des médecins avec les malades atteints de phtisie, beaucoup de praticiens ne pensent pas qu'on doive révéler aux malades leur véritable situation. Quand la phtisie était invariablement considérée comme incurable, il y avait une raison de cacher aux malades leur état; mais, aujourd'hui où nous pouvons dire en toute vérité que la tuberculose est guérissable, mieux vaut dire la sincérité axu malades, en tenant compte toutefois de leur caractère. Je n'ai eu, pour ma part, qu'à me louer de cette manière d'agir. Les malades sont plus disposés alors à suivre les prescriptions médicales et à s'imposer de longs sacrifices. On a plus de chances de guérison quand on peut s'aider de soins intelligemment donnés et quand on peut les faire accepter. Aussi le pronostic est-il moins mauvais quand les malades sont sous la direction complète d'un médecin éclairé, comme dans une maison de santé ou dans un hospice spécial.

1° Régime. — La question de la nourriture est

une des plus importantes. Sir Risdon Bennett et d'autres médecins ont écrit que la nutrition par elle seule pouvait rendre de grands services.

On croit en général que les phtisiques jouissent d'un appétit et d'une digestion parfaite : il n'en est rien. Plus la circulation et l'organisme affaiblis réclament de force, moins il y a d'appétit, il est le plus souvent capricieux et la digestion très irrégulière. Souvent, les malades refusant le régime prescrit, on doit les effrayer. Il faut tenir compte de leurs caprices et tolérer la nourriture qu'ils désirent, si elle n'est pas nuisible, tout en la variant autant que possible.

La société à table est très utile pour réveiller l'appétit. C'est là un des grands avantages des établissements spéciaux pour les affections de poitrine, comme ceux du Dr Brehmer à Goerbersdorf, et du Dr Dettweiter à Falkenstein.

J'ai vu aussi des malades à Davos et à St-Moritz mangeant dans un milieu étranger bien mieux qu'ils ne l'auraient fait dans leurs familles.

D'une manière générale, les poitrinaires doivent prendre souvent de petits repas et ne pas se contenter seulement de deux grands repas comme en France, ou de trois comme dans les hôtels de Suisse ou d'Allemagne. Aussi les hôtels ordinaires répondent peu aux indications de la maladie qui nous occupe. Outre le déjeuner, le lunch et le dîner, les malades doivent manger quatre fois : de grand matin entre le déjeuner et le lunch, entre le lunch et le dîner, et enfin en se couchant.

Avant d'entrer dans les détails de la nourriture, examinons s'il peut y avoir une corrélation entre la vie du bacille tubercule et la qualité de la nourri_ture absorbée, surtout avec les sels qui entrent dans la composition du sang et de nos tissus organiques.

J'ai eu le plaisir d'assister il y a quelque temps à une intéressante leçon que fit le Dr Vivian Poore à la Société des Arts, où il relatait les résultats des recherches de Raulin sur la croissance de l'asper-gille noir.

Duclaux rend compte de ces recherches dans son livre sur la fermentation (1). Le liquide dont je donne ici l'analyse est le meilleur moyen de nutrition pour l'aspergillus. On l'appelle le liquide de Raulin.

	Grammes.
Eau	1500.
Sucre candi	70
Acide tartrique	4
Nitrate d'ammoniaque	4
Phosphate d'ammoniaque	0.6
Carbonate de potassium	0.6
Carbonate de magnésie	0.4
Sulfate d'ammoniaque	0.25
» de zinc	0.07
» de fer	0.07
Silicate de potassium	0.07

Si l'on ensemence les graines d'aspergillus dans

---

(1) Présenté à l'Exposition internationale de 1884.

ce liquide, on pourra obtenir deux produits de cette plante pesant à eux deux 25 gram. Si l'on prépare ce liquide sans potassium, le poids ne sera plus que d'un gramme, soit $\frac{1}{25}$, et il ne sera plus que de $\frac{1}{200}$ si on supprime l'acide phosphorique, et de $\frac{1}{150}$ si on enlève l'ammoniaque. Si l'on retire le zinc, on aura un abaissement du poids de 25 grammes à $2\frac{5}{10}$ de grammes. Duclaux établit que le zinc, constituant $\frac{1}{50\,000}$ du poids du liquide, augmente la plante de 700 fois son poids réel, et que $\frac{1}{1.600.000}$ de nitrate d'argent ajouté au fluide nutritif arrête brusquement la végétation.

Il s'ensuit que les microbes ont, comme les plantes et les animaux, besoin d'une nourriture minérale. Le grand point est donc de découvrir quel est l'élément minéral nécessaire à la nutrition du bacille de la tuberculose, et de savoir si notre organisme pourrait se passer de matières nutritives contenant ces éléments minéraux ; il serait alors facile d'arrêter la vitalité du bacille.

Ce n'est pas chose facile de trouver le liquide de culture pour chaque microbe. Quand on aura trouvé le meilleur véhicule, il faudra examiner les spores d'une manière uniforme. L'étude des agents opposés à leur germination est du plus haut intérêt. Le Dr Bidder, de Berlin, s'appuyant sur les travaux du Dr Bunge, de Dorpat, établit que la nourriture des carnivores contient une plus grande quantité de soude et moins de potasse que celle des herbivores, et que ces derniers sont plus sujets à la phtisie que les carnivores. Si l'on arrivait à prouver que les sels de potasse sont plus propices au développement du bacille tubercule que les sels de soude, les aliments contenant beaucoup de potasse devraient être exclus de la diète des phtisiques.

Le lait est considéré, par la plupart des médecins, comme un des meilleurs aliments dans la phtisie. Il contient tout ce qui est nécessaire à l'organisme et les éléments minéraux y dominent. Il n'est point irritant et est facile à digérer. Le lait varie suivant les animaux et suivant leur différente alimentation. Ordinairement on entend parler du lait de vache.

Après l'ébullition, le lait ne peut plus servir de véhicule aux principes contagieux des fièvres ou de la tuberculose des vaches dont le pis est malade. Aussi doit-on recommander de le faire bouillir.

Les malades prétendent souvent que le lait ne leur convient pas. Quand il y a de la diarrhée, des nausées, un état saburral, le lait coupé de un dixième à un tiers d'eau de chaux a une action adoucissante sur toute la muqueuse gastro-intestinale. Mêlé à de l'eau de Seltz, d'Apollinaris, ou de Bilin, il réussit très bien quand il y a de la constipation. On l'associe avec avantage à la tisane d'orge. Les personnes qui ont de la répugnance pour le lait feront bien de le couper soit avec le thé, le café ou le cacao. Les malades habitués à une nourriture stimulante ou aux alcools feront bien d'ajouter un peu de cognac ou de rhum. Souvent il faut additionner le lait de peptone. Dans certains cas, il faut y ajouter de la crême, tandis que, dans d'autres cas, il faut en diminuer la quantité et conseiller l'usage du *petit lait*.

Le lait d'ânesse ou de chèvre est souvent mieux toléré que le lait de vache. Le koumis a aussi ses avantages, bien que sa composition chimique varie suivant la fermentation. Comme il contient plus ou moins d'acides lactique, carbonique et d'alcool, c'est une boisson avantageuse. — J'ai rencontré des malades qui s'obstinaient à ne prendre pour toute nourriture que du koumis.

La quantité de lait que l'on doit conseiller varie soit aux diverses périodes de la maladie soit suivant la quantité d'autres aliments absorbés. Je conseille ordinairement de un à deux litres en 24 heures. Quelquefois même, quand il y a complication d'albuminurie, je prescris la diète complètement lactée.

Je ne m'étendrai pas sur chaque aliment en particulier, tous ces détails étant parfaitement décrits dans les ouvrages de Playfair, de Frankland, de Pavy, de Bauer.

Je me bornerai à donner quelques règles générales à propos du régime :

1° Il faut encourager les malades à prendre le plus de nourriture possible et tâcher d'exciter l'appétit et la digestion par l'aération, l'exercice et par des apéritifs ;

2° On doit varier le plus possible la nourriture ;

3° Il faut défendre les aliments qui ne sont pas nutritifs et dont la saveur n'excite pas l'appétit, comme aussi ceux qui sont d'une digestion pénible, par exemple les salades, les fruits acides crus, les sucreries, les pâtisseries, etc., etc. ; il ne faut pas abuser des pommes de terre, qui contiennent plus de potasse que de soude et dont un usage excessif favorise les manifestations scrofuleuses.

Nous avons vu qu'il était plus utile de prendre une alimentation suffisante en plusieurs petits repas qu'en deux ou trois repas copieux, excepté cependant dans les formes de phtisie tout à fait chronique. Je prescris ordinairement le régime suivant : à 7 heures du matin et même plus tôt, prendre au lit une tasse de lait, soit pur, soit additionné d'une cuillerée à soupe ou à dessert de cognac ou d'eau de chaux, soit coupé avec du thé ou du cacao et un peu de pain et de beurre. Vers les 9 heures, dès qu'on est levé, un léger déjeuner composé de lait additionné de thé, de café ou de cacao, pain et beurre, un peu de jambon, de poisson, du poulet ou de la viande.

A 11 heures, un verre de lait ou de koumis ou

quelquefois une tasse de thé, de viande, ou une sandwich avec un verre de vin. Vers les une heure ou une heure et demie, un repas composé de viande, de poulet ou de poisson, ou de gibier avec des légumes frais, du fruit cuit et un verre de vin. Vers les 4 heures, un verre de koumis ou un peu de thé ou de café au lait, un peu de pain et de beurre avec un biscuit. A 7 heures, un bon repas comme à une heure. Enfin, entre 9 h. et demie et 10 h. en se couchant, une tasse de lait, ou un peu de pain et de lait, ou du lait additionné de quelque farineux comme les pâtes d'Italie, de Liebig, de Nestlé ou de Mellin. On peut aussi ajouter, avec avantage, une cuillerée de cognac.

Un état fébrile très accentué est une contre-indication du régime abondant que réclame un état chronique et sans fièvre. Le devoir du médecin est de surveiller les déperditions et d'y suppléer au plus vite par la nutrition. L'alcool, les bouillons de poulet, de veau, le thé, la gelée de viande, sont d'une grande ressource. Si l'on veut introduire dans l'organisme des corps gras, on y arrivera tout aussi bien en prescrivant du lard, du beurre et du lait qu'avec l'huile de foie de morue qui est cependant très utile.

Le lait, associé à différentes matières grasses, et la vie en plein air constituent la base de quelques cures de la phtisie très accréditées.

Tous, nous connaissons les cures de lait et les cures de koumis si en faveur dans les montagnes. J'ai aussi vu dans certains villages allemands des cures de lait et de beurre. Dans certaines plaines d'Amérique, les phtisiques suivent des cures de moëlle de buffle. Quand j'étais attaché à l'hôpital de Bonn, j'ai vu deux phtisiques quitter mon service et se retirer dans la campagne pour prendre, trois fois par jour et même plus souvent, un énorme potage composé de graisse de chien et de farine de seigle. Je l'avoue, ils s'en trouvaient bien. Mais ils avaient quitté la vie du cabinet pour se vouer à des travaux en plein air. Ces divers traitements ont deux points essentiels et communs : absorption d'une nourriture riche en matières grasses et protéiques, vie en plein air.

Pour ce qui est de l'alcool, autant je suis convaincu qu'en parfait état de santé l'alcool n'est pas nécessaire, autant j'ai appris par expérience combien il est avantageux dans la phtisie quand le rein est sain. L'alcool agit comme un aliment spécial à la respiration (Binz) et il arrête la déperdition de tissu.

Les docteurs Brehmer, Spengler, Unger, Rüdi, Volland, Dettweiler et Austin Flint le recommandent beaucoup.

La qualité et la quantité diffèrent suivant les cas. Quelquefois on boira avec avantage, en 24 heures, de un litre à un litre et demi de vin ordinaire ou deux à trois cuillerées à bouche de cognac ou de whiskey. Il faudra réduire de beaucoup cette quantité dans certains cas et même parfois proscrire l'alcool. On conseillera les alcools quand ils ne produiront pas de pesanteur ni de douleur à la tête, quand ils seront un stimulant de l'appétit et de la digestion et des forces en général, quand ils diminueront l'état fébrile et la flatulence. On les donnera à petites doses, s'ils produisent de la céphalée, une excitation générale; s'ils augmentent les pulsations artérielles et s'ils diminuent l'appétit, le médecin devra beaucoup surveiller la quantité et les effets de l'alcool.

Pour la qualité, on ne peut la préciser sans essai.

En Autriche et en Allemagne, on préfère les vins très forts de Hongrie; dans les Alpes, les vins rouges de la Valteline. Le Madère, le Marsala, le Bourgogne, le bon Bordeaux et quelques bons vins d'Italie et de Grèce sont également très appréciés. Le cognac et le whiskey sont très utiles dans les cas d'extrême faiblesse. On réussit aussi très bien en donnant souvent des doses fractionnées d'alcool comme le conseille le docteur Dettweiler.

L'aération est l'indication la plus négligée dans le traitement des phtisiques, bien que nous sachions tous que l'air impur est le meilleur véhicule des germes de la phtisie; bien que les Drs Henry Mac

Cormac, H. W. Richardson et autres aient écrit des volumes au sujet de l'aération. Quand le climat le permet, la vie en plein air et sous la tente est la meilleure médication de la phtisie. Mais ceci est impraticable dans nos parages; il faut d'ailleurs ajouter que la crainte des brusques variations de température est un préjugé aussi bien dans le public que chez les médecins. Les malades affectés d'une phtisie chronique, et qui n'ont qu'un état fébrile léger, devront passer la plus grande partie de leurs journées en plein air, sans s'inquiéter d'un peu de pluie ou d'un abaissement de température, sans se préoccuper s'ils toussent en passant de leur chambre au grand air. Ils doivent s'habiller chaudement et s'asseoir à l'air à l'abri de la pluie et du vent. C'est aux malades à apprécier ce qu'ils peuvent tolérer. On obtiendra plus aisément leur concours, si, comme je l'ai déjà dit, on leur dit la vérité sur leur état et sur leur curabilité. Le malade doit être convaincu de l'avantage qu'il a en sortant le plus possible au grand air. L'appétit et la digestion s'améliorent, le moral se remonte, le sommeil augmente avec les forces; peu à peu, le malade, se sentant mieux, prend confiance au traitement. L'air est bien plus pur, même dans nos grandes cités, dans les places et dans les rues que dans les appartements. Les travaux d'Angus Smith, de Pettenkofer et autres démontrent cela en ce qui regarde l'oxygène, l'acide carbonique et les miasmes.

Les recherches de Miquel sur les microbes dans l'air de Paris démontrent combien le nombre en est plus grand dans les salles de l'Hôtel-Dieu et de la Pitié que dans la rue de Rivoli.

Comme les malades passent la plus grande partie de leur temps dans leurs appartements, l'installation est d'une grande importance. Les chambres à coucher comme les salons doivent être exposés au soleil, car l'influence vivifiante du soleil sur l'air des appartements se ressent également la nuit. Il faut au moins de 50 à 60 m. cub. d'air par personne et une ventilation continue de jour et de nuit. La température ne doit pas dépasser 16 degrés. Le gaz doit être proscrit. Le lit doit être ouvert de tous côtés. Les poitrinaires ne doivent pas passer plus de 8 à 9 heures au lit, même s'il y a élévation de la température. Rien de plus absurde que de confiner les malades au lit jusqu'à ce qu'ils soient très affaiblis. Pour toutes les autres maladies, il y aurait matière à discussion pour savoir si les malades doivent rester au lit ou prendre de l'exercice. Mais, pour les poitrinaires, le séjour au lit et même à la chambre est nuisible pour la respiration, la circulation et pour la nutrition. Bien entendu on ne peut conseiller des exercices violents dans la forme aiguë de la phtisie.

Les lits doivent être placés de façon à ce que les malades absorbent le plus d'air possible sans être exposés au vent et au courant d'air. Le malade doit pouvoir, en toute saison, si le temps le permet, s'étendre sur un canapé sur un balcon ou sur une terrasse en plein air, et ne pas craindre d'y rester du matin au soir en ayant soin de se bien couvrir. J'ai souvent conseillé à mes malades de passer une grande partie de la journée étendus dans des hamacs en plein air. Non-seulement j'ai pu constater une amélioration dans la respiration, mais j'ai vu aussi la fièvre diminuer avec ce traitement. J'ajouterai, pour confirmer l'avantage qu'il y a à vivre au grand air et même à dormir avec les fenêtres ouvertes, que j'ai vu des malades de la classe pauvre s'améliorer et même se guérir en changeant leurs travaux, dans des appartements renfermés, pour des occupations au grand air. Jetons un coup d'œil sur le traitement des poitrinaires pauvres dans nos grands hôpitaux. Ils ont généralement de 30 à 40 mètres cubes d'air, avec un système de ventilation qui produit presque toujours le courant d'air et qui ne peut être applicable en hiver. La plupart des malades, même ceux qui n'ont pas de complications fébriles, passent la plus grande partie de leur temps au lit, ce qui est absurde. Si, d'autre part, ils se lèvent, c'est pour errer dans les salles en plein courant d'air et exposés à de nouvelles attaques de bronchite, de pleurésie, ou d'autres affections aiguës. Ces considérations m'ont souvent impressionné quand je me trouvais au chevet de pauvres phtisiques, et encore, à l'hôpital où j'ai mon service, on jouit de beaucoup d'air, grâce à un enclos où les convalescents peuvent se promener et respirer. Mais il n'en est pas ainsi dans les hôpitaux de l'intérieur de Londres. C'est, à mon avis, un grand point à considérer, pour améliorer le traitement des phtisiques dans les classes pauvres.

Beaucoup de médecins, je le sais, n'approuvent pas les hôpitaux spéciaux ; les hôpitaux généraux ne satisfont pas cependant aux besoins des poitrinaires. Les hôpitaux spéciaux pour la phtisie, comme celui de Brompton, et surtout les nouveaux bâtiments que je visitais il y a quelques jours avec le Dr Théodore Williams, répondent mieux à tous les besoins. Chacun des 3 étages destinés aux malades se compose de corridors de plus de trois mètres de large, d'une vaste salle à manger, de dix salles de quatre mètres de hauteur pouvant contenir 8 lits. La moyenne est de 4 m. 1/2 par lit, et la quantité d'air est représentée par près de 40 mètres cubes d'air. Le système de ventilation entre les fenêtres et les cheminées donne pour chaque malade une moyenne de 115 mètres cubes d'air par heure. De plus, au niveau de chaque étage, il se trouve plusieurs bouches d'air qui fonctionnent, grâce à des conduites d'eau chaude placées au nord et au sud dans les corridors, et au levant et au couchant dans les salles.

On peut graduer à volonté la quantité et la température de l'air.

L'air vicié s'échappe des corridors et des salles par des cheminées d'aspiration aboutissant sur les toits à des conduits d'air qui communiquent avec quatre trous chauffés par des tuyaux de vapeur. Les malades peuvent ainsi se promener dans les corridors, s'asseoir dans la salle et causer entre eux sans être exposés au courant d'air. Presque tous les malades peuvent rester levés. Il est très difficile, à Londres, avec les vents d'Est, de Nord-Est et avec le brouillard, d'arriver à une aération pure. Les résultats obtenus à Brompton montrent ce que l'on peut produire par une direction intelligente.

La situation de l'hôpital national des phtisiques à Wentnor, où j'ai eu longtemps un service, est bien préférable. La belle situation de la falaise est trop connue pour que j'en parle ici. L'immense avantage de cet hôpital consiste en ce qu'il est composé de différentes ailes pouvant contenir chacune 12 malades. Chacun de ceux-ci a une chambre séparée, contenant de 40 à 50 mètres cubes d'air ; dans la partie nouvelle, ils en ont même 60. Il y a des salons affectés à six malades, contenant de 90 à 100 mètres cubes d'air, et, dans chaque aile contenant 12 malades, il y a des salles de 100 mètres cubes d'air où ils prennent le déjeuner, le thé et le souper.

Les hommes et les femmes dînent séparément dans de vastes salles à manger situées à l'extrémité de chaque aile ; d'après l'avis du Dr Chaumont, on a encore augmenté la quantité d'air à 16 degrés de 150 mètres cubes par heure. Le Dr Hassall a vraiment bien mérité en fondant cet hôpital. Les malades ont une vaste place, entre les bâtiments et la mer, où ils peuvent s'aérer à leur aise. Le régime est des meilleurs, aussi les résultats obtenus sont-ils très beaux.

Pour ma part, je voudrais y voir annexer de larges terrasses ou des balcons où les malades pourraient rester étendus et jouir du grand air, et enfin de larges verandahs à fenêtres mobiles. J'y voudrais aussi des sièges confortables avec des dossiers élevés que l'on pourrait tourner et avec lesquels on pourrait se protéger du vent ; des hamacs et enfin des murs disposés de façon à abriter et à refléter les rayons du soleil.

Nous avons aussi des maisons de santé pour les poitrinaires à Bournemouth et à Torquay, mais le nombre des lits dont on dispose est insuffisant si l'on considère la quantité de malades phtisiques pauvres. Des centaines d'hôpitaux suffiraient à peine aux besoins les plus urgents. Je préfère de beaucoup les petits hôpitaux de 80 à 100 lits, par chambres de 3 à 4 malades au plus, avec des balcons où les fiévreux pourraient respirer le grand air ; avec de larges verandahs pour prendre l'air et de l'exercice ; enfin une installation se rapprochant de celle des hôpitaux de Ventnor et de Brompton.

Chaque hôpital doit avoir un médecin à poste fixe et doit être construit à la campagne et près de la mer ou près des forêts de pin, avoir de l'air toujours plus pur que dans les villes.

Miquel a trouvé 7.600 microbes dans 25 centimètres cubes d'air à Montsouris, pendant qu'il en trouvait 55.000 dans la rue de Rivoli dans la même quantité d'air, et plus encore dans les salles d'hôpitaux, surtout en hiver. Il serait très facile de trouver des localités fort bien appropriées en Surrey, en Kent, en Berkshire, ou Hampshire ; du côté du Sud on trouve d'immenses collines couvertes de pins entre Leith Hill et Ewhurst, entre Grinstead, Frant Wadhurst et Ticehurst ; entre Ripley et Cobham ; entre Farnborough Minley, Bramshill et Eversley ; près de Halsmere dans les forêts de Black down et de Hind head. Au couchant, on trouve sur les falaises des situations exceptionnelles, à l'abri du vent et très ensoleillées, comme du côté de Bournemouth, de Torquay, de Sidmouth, de Lyme regis, de Dawlisch, d'Hastings. Au nord, il est aussi des emplacements magnifiques près de Devon et Cornwall, de Larandudno et de Bute.

Les petits hôpitaux sont, je le sais, très coûteux. Mais il viendra un temps, peu éloigné de nous je l'espère, où les donations et les legs permettront cette innovation si utile aux poitrinaires dénués de toutes ressources.

L'exercice est une des conditions les plus essentielles du traitement, car c'est le meilleur moyen d'absorber l'air et la nourriture et de tonifier ainsi les malades. Il n'est pas toujours facile de régler convenablement l'exercice, qui doit varier suivant chaque malade : car il en est chez qui on peut constater aussi bien des altérations cérébrales que des altérations dans les poumons ou dans l'estomac, et qui, partant, doivent s'en remettre à leur médecin pour apprécier ce qu'ils peuvent et doivent faire. Il ne faut pas oublier que la plupart des phtisiques doivent être très surveillés et qu'il faut bien leur préciser le genre et la durée d'exercice qu'ils doivent prendre. Ils doivent marcher de préférence en plaine, monter lentement. Les courses au trot, l'exercice du cheval, du patin sont très avantageux, mais il ne faut pas d'excès, car le moindre abus détruirait en un instant les bénéfices obtenus par des mois et des années de soins. La fatigue est généralement la meilleure indication, mais il est des malades éprouvant constamment et même au départ de la lassitude ; d'autres, au contraire, n'en éprouvent jamais. Le médecin seul peut apprécier le degré de force réelle des malades et l'exercice dont ils sont capables ; lui seul peut prendre une indication exacte dans l'état du cœur, du pouls, dans les fonctions de la peau, dans l'appétit, le sommeil, etc.

La promenade sur les hauteurs est très avantageuse en ce que tout le système circulatoire et respiratoire est en jeu ; l'expansion des poumons et de la cage thoracique fortifie les muscles respirateurs. Tout l'organisme participe à la suractivité produite par la marche, à une montée douce et régulière, et, après quelques semaines de ce régime, on constate un mieux dans la digestion et dans les fonctions cutanées, dans le sommeil, dans la résistance aux variations de l'atmosphère, comme aussi dans l'état moral ; cette progression dépend de l'amélioration du bioplasme de Beale ou de la matière vitale des cellules organiques. L'exercice du cheval a une action excellente sur la circulation et la respiration.

J'ai pu observer bien des cas où cet exercice a produit des guérisons complètes. (1) Dans certains pays, on peut remplacer les promenades à cheval par les promenades à âne. L'exercice en tricycle a

---

(1) Sydenham pensait que l'exercice du cheval était plus utile encore dans la phtisie que dans l'hypocondrie. — « Quoique les promenades à cheval réussissent bien dans l'hypocondrie et dans d'autres affections, elles sont plus utiles encore dans la phtisie ». Sydenham n'entend pas parler de promenades dans un manège, mais en plein air ; il conseille de longs voyages à cheval de façon à profiter eu même temps du changement de nourriture. . (The works of Thomas Sydenham M. D. Sydenham Society 1859 vol. II page 331). Cette note est due à mon ami le Dr Handfield Jones.

aussi ses avantages. Les fréquents exercices de la poitrine, comme les profondes inspirations, suivies après une pause d'expirations prolongées, dans une atmosphère parfaite, peuvent être utiles quand il n'y a pas d'élément fébrile. Les mouvements bien réguliers des bras favorisent aussi l'expansion des sommets et des régions sus-claviculaires. Si l'exercice n'est pas possible à cause de la faiblesse ou de certaines complications respiratoires, on pourra prendre l'air dans une chaise roulante en ayant soin de s'abriter du vent. Les promenades en voiture découverte ont leurs avantages, mais ici encore il faut éviter avec soin le vent et s'asseoir de préférence au rebours.

Les promenades en bateau, soit sur une rivière, soit en mer calme sont fort utiles. Les voyages en bateau à vapeur ou sur de petits yachts, en compagnie agréable, sont d'un grand secours physiquement et moralement. Il ne faut pas négliger ce dernier élément dans la phtisie.

Lorsque la prostration nerveuse domine et que les malades ne peuvent ni marcher ni manger, le *massage* active les échanges organiques et facilite la circulation et la respiration. On l'applique avec succès chez les malades qui ne peuvent supporter la marche, ni prendre assez de nourriture. J'ai conseillé, dans quelques cas, un traitement ressemblant un peu à celui de Weir Mitchell et de Playfair, quoique moins énergique, et j'ai pu constater une amélioration de la nutrition, des forces musculaires comme aussi de l'état moral.

Autant que j'ai pu le constater, on se trouve très bien, si l'on n'a pas de symptômes pulmonaires aigus, du traitement au grand air combiné avec le massage. Les malades s'installent presque tout le jour sur leurs balcons ou dans leurs jardins. On ne marche pas durant les premiers jours où l'on applique le massage, mais peu à peu on substitue l'exercice naturel de la marche à cet exercice artificiel.

4° *Fortifier les téguments*. — La faiblesse cutanée se manifeste aussi bien chez les malades en voie de tuberculisation que chez ceux qui sont déjà très avancés. Aussi doit-on tenir un grand compte de ce symptôme et y remédier autant que possible. La moindre variation dans la température, le plus léger courant d'air peuvent amener un frisson dont les poumons ressentent le contre-coup. Une bronchite, un catarrhe pulmonaire ou des troubles digestifs surviennent et aggravent la phtisie. Le meilleur tonique de la peau est certainement l'exercice et l'habitude du grand air. Mais quelquefois il faut les combiner à un traitement hydrothérapique.

Les soins de l'enveloppe cutanée ont toujours tenu une grande place dans les mœurs, comme aussi dans les indications médicales anglaises. Sur le

5

continent, au contraire, et surtout dans certains pays, cette partie de l'hygiène est fort négligée : aussi les traitements hydrothérapiques ont-ils pris naissance dans les mêmes contrées. Brehmer conseilla le premier l'hydrothérapie dans la phtisie. Il prescrivait de fortes douches froides très courtes sur la poitrine. Après lui, Unger, Spengler, Dettweiler et autres ont conseillé cette médication. En France, Sée, Jaccoud et d'autres maîtres ont aussi préconisé l'hydrothérapie. On peut certainement en retirer de grands bienfaits, mais il faut l'entourer d'une surveillance stricte. C'est au médecin à s'assurer de l'état du cœur et de la plus ou moins grande disposition à la réaction.

Chez les malades très affaiblis, on pourra employer des frictions sèches et régulières sur tout le corps; on frictionnera la poitrine avec une serviette mouillée et ensuite on la séchera vivement. On peut arriver progressivement à faire des lavages avec une éponge imbibée d'eau tiède d'abord et plus tard d'eau froide. Cette ablution sera suivie d'un repos au lit chauffé et d'un déjeuner chaud.

Il faut une grande force de réaction pour supporter avec avantage, au sortir du lit, un lavage de tout le corps avec une éponge imbibée d'eau fraîche, suivie de frictions énergiques si agréables en état de santé parfaite. Henry Bennet a beaucoup vulgarisé cette médication dans le traitement hygiénique de la phtisie. Une courte immersion dans l'eau froide est souvent le moyen le plus propice pour la réaction. D'autres malades se trouvent mieux d'une douche très courte ; d'autres, après deux minutes d'un bain chaud ou tiède, tolèrent fort bien une douche ou une immersion dans l'eau froide. Malcolm Morris (1), dans son livre sur la santé, a donné des détails longs mais fort utiles sur les soins de la peau. Bien que tous ces moyens la fortifient, les malades doivent toujours garder la flanelle de la tête aux pieds, sans trop se couvrir quand ils prennent de l'exercice. L'influence du vêtement sur la santé a été bien discutée dans un mémoire de M. Trevy paru dans le *Book of health* et le petit livre de Pettenkofer traduit en anglais par M. Hess.

(1) The book of health p. 863, casels and Co 1883.

TROISIÈME CONFÉRENCE.

Climats. — La pureté de l'air est l'élément essentiel. — Miasmes. — Climats des régions élevées. — Leurs inconvénients. — Caractères généraux. — Action physiologique et thérapeutique. — Alpes suisses. — Andes péruviennes. — Montagnes rocheuses. — Collines du sud de l'Afrique méridionale. — Climats de l'Angleterre.

La littérature médicale surabonde tellement de publications sur les effets des climats dans la phtisie qu'il n'est guère possible de dire quelque chose de nouveau sur cette question. Il suffit de citer sir James Clark, Walshe, J. E. Pollock, King Chambers, J. H. Bennett, C. J. H. Williams, C. Théodore Williams, A. A. Waters, Thorowgood, F. et P. Niemeyer, Rohden, Frankland, Jaccoud, Bierman, Thilenius, H. Hassall, Sée, Symes Thompson, Marcet, Clifford Albutt, Burne Yeo Sparks, Denison, Solly et Tyndale ; je ne puis être que très concis sur un aussi vaste sujet.

On ne peut établir des règles pour le traitement climatologique de la phtisie vu la variété des formes de cette affection.

Quand nous sommes consultés sur le choix d'un climat, la première chose à observer c'est la force ou la faiblesse de la constitution et le plus ou moins d'éréthisme nerveux du malade. Ensuite on examinera si la maladie suit une évolution progressive, si au contraire elle diminue, ou si elle reste stationnaire. On recherchera les causes, le début, le degré et les complications de l'affection, tout en donnant une large part au caractère et aux habitudes des malades. Quel que soit le degré de la tuberculose, il ne faut pas oublier que tous les poitrinaires présentent plus ou moins, dans les conduits bronchiques, des surfaces ulcérées et à vif qui peuvent à chaque instant être infectées par le microbe spécifique et absorber tous les miasmes, si communs dans l'air des localités où il y a agglomération d'êtres humains ou d'animaux et, partant, décomposition organique.

La première condition d'un climat avantageux dans la phtisie consiste dans la pureté de l'air. Après cette considération, on examinera la température moyenne, le plus ou moins d'humidité, la pression atmosphérique, le temps que le soleil reste sur l'horizon, les influences électriques, la quantité de pluie et de neige, la nature du sol, l'altitude, en un mot tous les éléments du climat.

La pureté de l'air étant bien établie, il faudra songer à l'emplacement et à la disposition des maisons que l'on veut habiter et surtout à la chambre à coucher.

Autrefois on basait les qualités de l'air propice aux malades sur la quantité d'oxygène, d'azote, d'acide carbonique, d'ammoniaque et d'eau. Depuis les travaux d'Erenberg, de Pasteur, de Tyndall, de Maddox et autres, on s'occupe beaucoup plus des matières organiques que l'air peut contenir. Les travaux intéressants de Miquel à l'observatoire de Montsouris, sur lesquels le professeur Sée a dirigé mon attention et dont les résultats sont consignés dans les conférences du docteur Poore, ont fait avancer de beaucoup nos connaissances sur l'influence atmosphérique.

Miquel a pu établir la quantité de bactéries qu'il a recueillies dans 10 mètres cubes d'air observés à la même époque en Juillet 1883 :

1° A une altitude de 2.000 à 4.000 mèt.. . 0
2° Sur le lac de Thun (560 mèt.)........ 8
3° Près de l'hôtel Bellevue à Thun (560 m.) 25
4° Dans une chambre de l'hôtel........ 600
5° Au Parc de Montsouris....... ...... 7.600
6° En pleine rue de Rivoli............. 55.000

On voit par ce tableau la confirmation de ce que j'ai souvent répété. La quantité des microbes augmente non seulement dans les villes ou les lieux habités, mais aussi dans les appartements, comme Miquel l'a constaté à l'hôtel Bellevue, à Thun. Ces chiffres, très importants, sont en rapport avec des décompositions organiques. Il est à présumer que les bactéries sont moins nombreuses encore dans l'air de la haute mer (1). Je ne connais pas encore les résultats des recherches qui se font en ce moment à Berlin.

---

(1) Depuis le moment où M. Weber publiait ses leçons, le docteur Miquel a continué ses recherches qui sont consignées dans les annuaires de Montsouris de 1884 et de 1885.

Le Dr Miquel a observé en juin 1884 que l'air de Ryder-street à Saint-James à Londres ne contenait que 240 bactéries par hectolitre alors que l'air de Paris en montrait un tiers en plus, soit 360. Miquel explique cette supériorité de l'air de Londres parce que l'Angleterre est parcourue de tous côtés par l'air très pur de la mer et aussi parce que, les maisons de Londres étant fort peu élevées, les courants atmosphériques ont une plus grande influence d'épuration. La mortalité à Londres est de 18 sur 1000 habitants, tandis qu'elle est de 22 sur 1000 à Paris, et par année.

M. Miquel a publié le résultat des recherches qu'il a faites avec M. Moreau, officier de Marine, sur l'air de différentes mers et à différentes distances des terres. — Les conclusions de M. Miquel sont exposées page 563 de l'annuaire de Montsouris 1885.

1° l'air de mer, puisé à une grande distance des côtes ou sur la plage des ports, par un vent venant du large, est dans un état presque parfait de pureté.

2° A proximité des continents, les vents qui arrivent de terre chassent devant eux une atmosphère toujours impure : à 100 kilomètres des côtes, cette impureté a disparu.

3° La mer épure donc rapidement les atmosphères empestées qui lui parviennent des continents : pour cette raison, toute

L'amélioration de la nutrition générale et de tout l'organisme sous l'influence du climat nécessite une vie et des exercices au grand air sans risquer des refroidissements ou d'autres complications. Il est des climats qui, tout en permettant aux malades la vie en plein air, diminuent l'appétit, déter-

---

étendue d'eau de quelque largeur devient un obstacle absolu à la propagation des maladies contagieuses épidémiques.

4° Les atmosphères marines poussées sur la terre épurent l'air des régions qu'elles traversent; cette épuration est sensible jusqu'à Paris.

5° La mer est le tombeau des moisissures et des schizophytes aériens.

6° En temps normal, les Océans ne cèdent pas à l'air les bactéries qu'ils renferment ; cependant, quand la mer est grosse et houleuse, l'air marin se charge de bactéries, mais dans une très faible proportion.

7° L'atmosphère des salons des navires est toujours chargée d'une quantité de microbes incomparablement plus forte que celle de la mer; mais la pureté de l'air de ces salles croît rapidement dans les premiers jours de voyage ; plus tard, il semble s'établir un équilibre entre l'épuration par la ventilation et l'infection par la vie du bord.

8° Enfin l'air des salons des navires est relativement très peu riche en bactéries: il en renferme, pour choisir un exemple, cent fois moins que l'atmosphère des habitations parisiennes.

Un rôle épurateur appartient aux Océans et par suite aux vents qui les traversent. La mer possède la double faculté d'engloutir sans retour les microbes de l'air et de restituer aux continents, dans un état de pureté presque absolue, l'atmosphère qui a voyagé quelque temps à sa surface. Les médecins éprouveront la satisfaction légitime de voir des hypothèses souvent émises recevoir cette sanction expérimentale irrécusable.

Si l'air des districts montagneux, comme Frendenreich l'a démontré, est fort peu riche en microbes, il faut avouer que l'air qui parvient directement de la mer aux stations hivernales présente un degré de pureté comparable à celui des hautes régions atmosphériques. — Que de conclusions à tirer de ces faits !

minent un affaissement général qui les rend incapables d'exercice. Souvent, au contraire, l'influence du milieu augmente l'appétit, facilite la digestion et les combustions, pendant qu'elle relève l'énergie musculaire.

On peut la comparer aux médicaments. Il en est, comme la morphine, qui calment la toux et procurent le sommeil, tout en diminuant souvent l'appétit et la nutrition. L'antipyrine abaisse notablement la température, mais j'ai vu l'appétit diminuer chaque fois que je l'ai employée chez des phtisiques. On ne peut conseiller des médicaments à des malades chez qui la première indication est d'augmenter la nutrition ; il en est de même des climats. Quelques-uns diminuent la toux, mais diminuent aussi l'appétit et les forces. On ne saurait les conseiller que dans quelques cas spéciaux. D'autre part, les toniques et les amers ne calment pas la toux, mais, en excitant l'appétit, ils sont souvent avantageux chez les poitrinaires ; il en est de même du froid qui, le plus souvent, augmente la toux, mais le froid est avantageux, en excitant l'appétit et en réveillant les forces.

L'ensemble des conditions que nous venons d'énumérer joue un grand rôle dans le traitement de la phtisie ; il est à regretter qu'on ne le trouve pas groupé dans les tableaux météorologiques les plus soignés. On doit, pour les connaître exactement, les apprendre des malades qui en ont fait l'expérience. C'est ce qui différencie les climats vivifiants des climats sédatifs. Nous attachons cependant une grande importance aux études météorologiques qui nous apprennent la nature et la force du vent, la moyenne de la pluie, de l'humidité, des températures, le temps que le soleil reste sur l'horizon. Ces études nous permettent de ne pas envoyer nos malades dans les régions où ils trouvent souvent des vents froids et humides, de la pluie, du brouillard, et où ils ne peuvent ainsi prendre de l'exercice.

On rencontre, dans certaines localités, des influences plus dangereuses encore, « quand il y a une trop grande agglomération d'habitants, quand il n'y a pas de courants d'air, quand il y a des substances organiques en décomposition, ou beaucoup de poussière, quand les terres sont basses et humides ». (Bowditch et Buchanan).

Il existe un préjugé très répandu sur les dangers du froid et la nécessité de la chaleur dans la phtisie. On a aussi exagéré l'opinion que les climats tempérés sont les plus avantageux. Je ne saurais trop la rejeter : le point important c'est la pureté de l'air. On trouvera cette condition dans les régions élevées, dans le désert et sur la mer.

En parcourant ces trois grandes variétés de climats, je signalerai d'autres localités appropriées aux malades, bien qu'elles ne jouissent pas d'une pureté parfaite de l'atmosphère.

Je commencerai par les climats des montagnes qui sont en vogue depuis peu d'années seulement en Europe, quoique très en faveur au Pérou depuis longtemps (Archibald Smith). Au début, les promoteurs de cette médication furent mal accueillis. J'écrivais un article en 1869 (in *the medical and surgical Transactions*) sur le traitement de la phtisie par un séjour prolongé dans les régions élevées. Un des auteurs les plus distingués sur les maladies de poitrine traitait, en 1871, cette méthode d'envoyer les poitrinaires dans les Alpes d'innovation thérapeutique fantaisiste.

Un peu plus loin, le même auteur appelle le séjour d'hiver dans les régions élevées de la Suisse un séjour au milieu de l'humidité, du brouillard, de la pluie, de la glace et de la neige. Cet auteur, quoique très distingué, a été mal informé et n'a jamais visité les Hautes-Alpes en hiver, ou peut-être a-t-il été impressionné par quelques brochures émanant de quelque médecin pratiquant en hiver dans le sud de l'Italie.

1° Les brumes et les brouillards que l'on croit rencontrer dans les Alpes en hiver n'existent qu'en imagination. Ils sont fort rares et, quand Zurich, Berne ou Bâle sont enveloppés d'un épais brouillard pendant plusieurs jours, le ciel est aussi bleu et l'air aussi transparent que possible sur les hautes montagnes des Alpes. M. Billwiller, chargé de la direction météorologique en Suisse, a établi un système pour compter les heures où il fait soleil dans les différentes stations. Je citerai les observations pour Zürich et Davos en novembre 1884 et en janvier 1885. A Zürich, en novembre, il y eut 48 h. 1/2 de soleil, soit 1 h. 26 m. 1/2 par jour. A Davos, il y eut 128 h., soit 4 h. 10 m. par jour. En janvier, il y eut à Zürich 37 h., soit 1 h. 11 m. par jour. A Davos, on jouissait dans le même mois de 133 h. 8 m., soit 4 h. 3/4 par jour.

Tous les auteurs qui ont étudié l'hiver dans les Alpes, comme Spengler, Waters, Frankland, Ludwig, Volland, Addington, Symonds, Théodore Williams, Jaccoud et autres, ont parlé de l'absence de brouillard et de la durée du soleil. Du 18 au 25 janvier dernier, le brouillard masquait entièrement le soleil à Zürich et dans les régions inférieures de la Suisse, tandis qu'on pouvait compter 6 heures de soleil à Davos. On ne peut se faire idée de ce soleil quand on n'en a pas joui sur les hautes montagnes.

A la fin de novembre 1869, je passais 1 h. 1/2 à 2 heures deux jours de suite sans pardessus au pic Languard (3.260 m.). Pendant que je restais au soleil, je ressentais la même température qu'en août et en septembre. A l'ombre, un manteau m'eût été agréable: je ne ressentais pas le froid, bien que la température fût à 0, mais l'air était très calme. Un thermomètre à cuvette noircie, suspendu dans le vide, marquait 32 à 34 centigrades, tandis qu'un thermomètre ordinaire était à 0, et que l'air expiré était condensé. L'air était très peu chauffé par les rayons solaires qui, au contraire, réchauffaient le corps recouvert d'habillements. Durant ces deux journées, un brouillard épais recouvrait les régions les plus basses de la Suisse et celles un peu plus élevées de l'Italie.

2° Quant à l'humidité de l'atmosphère, le Dr Frankland, après avoir décrit la sécheresse excessive de l'air à Davos, ajoute : « Grâce à l'absence d'atomes humides de cette atmosphère, il est très rare de prendre froid. Il est de fait que l'air, à une température très basse, ne peut contenir qu'une petite quantité de vapeur d'eau qui se condense forcément sous forme de brume ou de brouillard, ce qui est très rare. La clarté et la transparence de l'atmosphère démontrent assez que la quantité de vapeur est très minime. C'est d'ailleurs l'opinion généralement reconnue. Les Drs Volland et M. Waters ont observé que l'atmosphère des appartements est même plus sèche que celle de l'air extérieur. Le Dr Waters a constaté que la moyenne de l'humidité dans sa chambre, durant l'hiver 1881-1882, variait de 25 à 35 degrés, la température étant de 16 degrés en moyenne avec une fenêtre entr'ouverte la nuit.

3° Les malades ressentent rarement à Davos ou à St-Moritz un froid excessif. J'ai souvent traité cette question ainsi que les Drs Spengler, Waters, Frankland, Unger, A. Symond, Th. Williams, Lūdvig, Rohden, Peters et autres. L'on ne ressent pas beaucoup le froid, 1° parce que l'air est calme ; 2° parce qu'il est sec ; 3° parce que la chaleur du soleil est très grande.

On peut lire un excellent article sur ce sujet dans un des derniers numéros du *Practionner*. « La température du corps dépend beaucoup de la sécheresse de l'air. Un Canadien ressent bien plus le froid quand il gèle à Londres qu'au Canada à 5 degrés au-dessous de 0. La sécheresse au Canada établit une compensation de près de 20 degrés. L'air sec absorbe peu de chaleur, de sorte qu'il en soustrait peu au corps humain.

Les vents modifient la température, mais ils sont très rares dans les stations alpestres, soit qu'elles soient protégées par d'autres montagnes, soit qu'il y ait peu de courants d'air locaux , tout le sol étant recouvert de neige. En été, il y a beaucoup de vent ; ce vent est très désagréable, mais il n'est pas dangereux comme en hiver. La chaleur du soleil permet aux malades les plus délicats de rester longtemps, sans être trop couverts, sur des terrasses en plein air ou sous des verandahs. Ils peuvent marcher, se promener en traîneau, jouer au *tobogan-*

ning (1), voire même patiner. Le temps s'y passe très vite, et la plupart des malades sont plus longtemps en plein air que sur la Riviera.

Le froid sec et sans vent des Alpes ne peut pas être préjudiciable à la santé ; il est, au contraire, très utile à tous ceux à qui ces climats conviennent. Les malades qui marchent peuvent sortir même sans soleil, s'il n'y a pas de vent froid. Le danger de prendre froid à l'heure du coucher du soleil est moindre que dans la Riviera. C'est un reste de préjugé ancien que de redouter un froid modéré, quand il est sec et sans vent.

Les poitrinaires feront mieux de rester étendus en plein air dans un endroit approprié qu'enfermés dans leurs appartements. L'abaissement de la température n'est pas propice aux bacilles ni aux autres microbes, ni à la putréfaction.

---

(1) Le tobbogan (du russe) est un petit traîneau sur lequel on s'asseoit les jambes relevées pour glisser sur des pentes plus ou moins inclinées. Plusieurs personnes peuvent prendre place sur le même traîneau : la première, assise sur l'avant, règle la vitesse en appuyant plus ou moins les talons ou même deux bâtons. Le traîneau parcourt parfois un kilomètre à la minute suivant la pente et la congélation du sol. Arrivé au pied des pentes parcourues, chacun remonte son traîneau ; cet exercice, fait avec intelligence, développe le thorax et excite l'appétit. Le soir, les jeunes gens qui se sont livrés tout le jour aux exercices du patinage, ou du lawn-tennis ou du tobboganing, dans les costumes les plus bizarres, se retrouvent en grande tenue dans les salons et se livrent encore à l'exercice de la danse. La plupart, malades ou non, sont Anglais ou Américains, car seuls ils comprennent les avantages de l'éducation physique et de la vie en plein air.

De plus, la basse température de l'air que l'on respire produit une diminution de la chaleur et des liquides. C'est là une action à la fois antiphlogistique et antiseptique, qui enraie la maladie en cicatrisant les parties ulcérées et en arrêtant le développement du bacille dans les poumons. C'est aussi à cette action qu'est due la diminution de l'expectoration et des sueurs de la nuit. La circulation pulmonaire s'accroît et supplée ainsi à la déperdition des liquides ; l'amélioration se fait sentir du côté du cœur droit, des cellules et du parenchyme pulmonaires. Les mouvements de la cage thoracique sont plus complets, les muscles se fortifient chaque jour, donnent plus d'ampleur à la respiration. Nous ne pensons pas exagérer en disant que les stations hivernales alpestres doivent leurs avantages à cet air raréfié, pur, froid et sec.

4° L'objection qu'on leur fait à cause de la glace et de la neige n'a pas plus de raison d'être que celle de l'air uniformément froid. D'abord la neige et la glace qui recouvrent le sol sont un obstacle pour la poussière et la décomposition des matières, aussi bien que pour la propagation des microbes émanés du sol. Le calme de l'air, l'absence des vents locaux sont en grande partie dus à la glace et à la neige qui recouvrent le sol. De plus, quand les routes sont gelées pendant des mois, on peut se promener partout sans risques d'humidité.

La pureté de l'air dépend du froid, de la gelée, de la

neige et surtout l'absence de population et d'établissements industriels. Cette considération, confirmée par l'absence des bactéries sur les hauteurs, a toujours été pour moi la preuve de l'immense avantage des stations alpestres dans la phtisie. Quand les recherches de Pasteur furent révélées au monde médical, d'abord en 1862, puis en 1868 par Tyndall, je compris mieux encore l'utilité du séjour dans les régions élevées, et je publiai une étude sur ce sujet, à la Société de médecine et de chirurgie, en 1869.

Miquel, en constatant l'absence des microbes à une altitude de 2.000 mètres, a démontré la pureté de l'air à cette hauteur. Mais je crois que, si ces régions devenaient très habitées, surtout par des malades, l'air y perdrait sa pureté ; on a émis bien des idées différentes sur la raréfaction ou la rareté de l'air et sur sa légèreté spécifique. On a prétendu que cette raréfaction produisait un sentiment de besoin excessif d'oxygène, et une anémie particulière aux séjours dans les montagnes, anémie que je n'ai jamais pu constater dans les Alpes. Il est un fait certain, c'est que le sang afflue plus à la peau dont la nutrition devient meilleure, que les organes fonctionnent mieux, que l'acide carbonique se dégage mieux du sang dans les poumons (Marcet et Chermond).

Une théorie ingénieuse a été récemment émise par le savant professeur Jaccoud, qui est grand partisan des climats alpestres. Cette théorie consiste à dire que, s'il y a moins d'oxygène, il faudra inspirer une plus grande quantité d'air, et partant développer davantage les poumons et la cage thoracique. Comme je l'ai établi en 1869 et dans des travaux ultérieurs, il est démontré, par les expériences de Frankland et de Tyndall, qui brûlaient des chandelles au sommet du Mont-Blanc et à Chamounix, que, bien que la puissance lumineuse soit moindre au sommet du Mont-Blanc, la quantité de stéarine consumée est la même aux deux endroits.

Ce résultat remarquable est attribué par les auteurs à la plus grande mobilité des atomes dans l'air raréfié, où leur petit nombre est compensé par la rapidité de leurs mouvements. J'ai pu constater, ainsi que le docteur Théodore Williams, le développemenl du thorax en largeur, surtout du côté malade, dans bien des cas améliorés. Je ne suis pas certain que ce phénomène ait pour cause la rareté de l'oxygène, puisque déjà l'inhalation de l'air sec et froid produit ce développement. Quoi qu'il en soit, l'air raréfié des hautes régions ne peut contenir des bactéries, mais je ne saurais dire si sa raréfaction est la cause de la pureté, comme le pense Miquel ; il serait facile de s'en assurer par l'expérience.

Je regrette de ne pouvoir entrer dans de plus grands détails sur l'air et sur les avantages des stations de montagnes. Les points essentiels pour nous sont : 1° la pureté de l'air, l'absence relative de miasmes ; 2° la sécheresse de l'air et du sol, ainsi que l'absence de brouillards ; 3° la fraîcheur de la température, de l'air et la grande chaleur du soleil ; 4° la raréfaction de l'air et la diminution de la pression atmosphérique ; 5° l'intensité des rayons lumineux ; 6° le calme de l'air en hiver ; 7° une grande quantité d'azote.

De telles influences se traduisent chez les malades par une excitation de l'appétit, une amélioration de la nutrition générale et de la circulation, ainsi qu'une suractivité musculaire et cutanée.

Nous avons pu constater souvent une amélioration même et une guérison des poumons, chez nos malades qui avaient suivi des cures d'air et de montagnes.

Durée et époque de la cure. — Elle varie suivant les cas, de 4 à 6 mois et peut même comprendre plusieurs années. Les malades doivent persister jusqu'à ce qu'ils soient guéris, et pendant que le climat leur convient.

Les malades ont l'avantage de pouvoir consacrer des mois entiers à cette cure en habitant successivement des localités qui sont assez rapprochées les unes des autres.

L'hiver est la saison préférable dans les Alpes. Au

printemps, la fonte des neiges produit l'humidité du sol et de l'atmosphère. Les refroidissements et les microbes sont plus à redouter qu'en hiver, tout en l'étant moins que dans les régions plus basses où l'air est déprimant à la même époque.

La descente des malades dans la plaine doit être graduelle et entourée de soins.

Il faut rechercher en été des stations de montagnes avec des forêts de pins afin de pouvoir à la fois se garer du soleil et profiter de l'exhalaison tonique de ces arbres. Les premiers jours d'automne sont très avantageux, mais, vers la fin, la transition aux premiers froids est souvent dangereuse. Les malades doivent arriver dans les Alpes en août ou au commencement de septembre afin de s'acclimater avant les brusques transitions de température.

L'altitude d'une station de montagnes varie de caractère suivant les degrés de latitude, la distance de la mer, etc.

Le type de la végétation peut servir de guide. On trouve dans les plaines de l'Allemagne du Nord, à une altitude de 450 m., une végétation presque analogue à celle que l'on rencontre dans les Alpes à 1,525 m. ou dans les Andes péruviennes à 3,000 m.

Les lignes iso-thermiques peuvent également servir de guides à ce sujet. On peut établir approximativement qu'en Europe, au 50ᵉ degré de latitude, une élévation d'environ 488ᵐ a déjà quelques caractères des climats de montagne. Entre 50° et 48° de latitude, il faut arriver à une altitude de 520 à 760 mètres, tandis qu'entre 47° et 48° on ne rencontrera le climat des montagnes que de 900 à 1500 mètres. Il ne faudrait pas cependant s'attendre à rencontrer, dans l'Allemagne ou la France du Nord, à une hauteur de 500 à 600 mètres, les mêmes conditions de climat qu'à une hauteur de 1500 à 1800 mètres dans les Alpes suisses. La température peut être la même, comme aussi la durée des neiges ; mais la raréfaction de l'air sera moins grande dans les zones inférieures. La pression atmosphérique y est plus grande, la chaleur et les rayonnements du soleil y sont moins forts, tandis que l'humidité y est plus abondante. Quant aux microbes, on ne peut préciser leur distribution. Moins il y a d'habitations, de causes de décomposition organique, plus le sol sera sec, granitique, moins il y aura d'eau stagnante, moins il y aura de bactéries.

D'après ce qui précède, nous recommandons le climat des montagnes dans les cas de phtisie héréditaire ou acquise, surtout quand l'expansion thoracique est incomplète, quand il y a *l'habitude phtisique*. Nous le recommandons dans toutes les formes de phtisie, sauf quand nous avons, comme contre-indication : 1° Un état d'éréthisme nerveux, n'importe le degré de l'affection ; 2° ou quand la maladie est trop avancée ; 3° quand il y a complication d'emphysème ; 4° ou d'albuminurie ; 5° quand il y a des

7

complications cardiaques ; 6° s'il y a ulcération du larynx ; 7° si la maladie est galopante et si elle s'accompagne de fièvre ; 8° si l'on constate une grande perte de substance pulmonaire ; 9° quand il y a un foyer très étendu de pleurésie purulente ; 10° enfin quand les malades ne peuvent ni dormir ni manger sur les hauteurs, ou quand ils ressentent constamment le froid.

Il est des malades qui sont très améliorés quoique ayant présenté au premier abord quelques-unes de ces contre-indications qui, souvent, ne sont que temporaires. L'expérience a démontré que la tendance aux hémoptysies, d'abord considérée comme contre-indication, n'en est point une. On a observé qu'elles étaient bien plus rares et souvent arrêtées durant les séjours sur les hautes montagnes (Archibald, Smith, Brehmer, Spengler, Unger, Dettweiler, C. L. Williams, Denison, Solly, Ruedi, Peters, Hermann Weber.)

Après ces considérations générales sur les climats des régions élevées, je passerai en revue quelques-unes des stations les plus fréquentées. La différence entre ces localités, quoique très grande, n'a pas été encore bien établie. Il en existe même entre les points d'une même vallée, et les climats suivant les années. M. Waters est celui qui a le mieux suivi les observations météorologiques au point de vue des influences climatériques sur les malades (1).

---

(1) Proced Manchester lit. etc., Phil. Soc. 1882, 1883, 1884.

Passons d'abord aux Alpes suisses, qui sont les plus rapprochées de nous. Davos, 1554 mètres au-dessus du niveau de la mer, est la première station des Alpes suisses ; il y a juste 20 ans que deux émigrants de Gœrbesdorf, le Dr Unger et M. Richter, y vinrent chercher la santé ; leur attente ne fut pas déçue, ils sont toujours à Davos, s'y portent bien et y mènent une vie très active. Ils avaient été dirigés sur ce point par le docteur Spengler qui avait déjà publié une étude sur l'absence de la scrofule et de phtisie dans la vallée de Davos. Peu après, je commençais à y envoyer des malades ayant pu, par le fait du hasard, suivre des observations couronnées de succès.

Quand je publiais pour la première fois mes impressions sur Davos Platz (1863, *Brit-Med Journal*), ce n'était qu'un charmant petit village suisse. Aujourd'hui on voit, sur une étendue de plus de 1500 mètres, une série d'hôtels et de villas de toutes espèces. Un peu plus haut, on arrive à Davos Dœrfli, qui n'est qu'un foubourg de Davos Platz. On trouve les différents détails sur cette station dans Waters Spengler, Frankland, Unger, Clifford Albutt, Addington Symonds, C. L. Williams, Burney Yeo, Ruedi, Peters, Marcet, Otter, Jaccoud, Sée, Symes, Thompson et autres.

Comme depuis quelques années je cherchais un point des Alpes convenable pour y envoyer des malades, par suite d'une expérience heureuse que le hasard m'avait fait acquérir, je commençai à conseiller Davos.

La présence de médecins éclairés, le confort des hôtels, l'installation de terrasses et de verandahs ensoleillées, les distractions, les exercices variés, le voisinage relatif des chemins de fer, les bonnes routes qui conduisent sans difficulté à Davos, depuis Landquart ou Coire, ont fait de cette station une des plus fréquentées. La vogue de Davos a été si précipitée qu'on y a envoyé souvent des malades dont l'état contre-indiquait cette altitude. On a tellement bâti d'hôtels, de maisons de santé, qu'il est à craindre que Davos ne soit ruiné par ses avantages mêmes. Car, comme nous l'avons souvent répété, la pureté de l'air est incompatible avec l'agglomération des malades.

Addington Symonds, l'auteur de « *Davos in Winter* », a publié un article sur ce sujet dans le *Pall Mall Gazette* du 14 janvier 1882; et j'ai déjà fait part de ces craintes dans un article (*the health Resorts, in Book of Health*). La ruine de Davos entraînerait après elle celle des habitants de la vallée et serait regrettable pour bien des malades en Europe.

On trouve plus bas dans la vallée, à Fruenkirch, un petit hôtel pouvant contenir quelques malades ; puis, plus bas encore, à 1440 mètres, Wiesen si bien décrit par le docteur Tucker Wise. Cette situation est très abritée des vents du Nord et Nord-Est, mais elle est plus exposée que Davos aux vents du Sud, et la neige y séjourne moins longtemps. Les hôtels y sont moins confortables, les agréments y sont moins nombreux qu'à Davos, mais la vie y est moins chère, et l'on peut y trouver toutes les conditions d'une bonne cure sous la direction du très intelligent docteur Buol, licencié du collège des médecins de Londres.

La Haute-Engadine est une rivale sérieuse de la vallée de Davos, et le village de Saint - Moritz (1829 mètres au-dessus du niveau de la mer, 85 mètres au-dessus du lac), avec son hôtel et ses maisons si renommées, a les mêmes avantages que Davos Platz ou ses environs. Saint - Moritz a été trop bien décrit par les docteurs Burney Yeo, Lionel Tollemache, Ludwig Biermann et autres pour que j'en parle longuement. Davos serait un peu plus à l'abri des vents et légèrement plus chaud que Saint-Moritz. Il est plus près du chemin de fer pour les voyageurs venant directement de l'Angleterre ou du Nord. Saint-Moritz étant à 274 mètres de plus d'altitude, la neige y séjourne plus longtemps. On y trouve un skating, un jeu de lawn tennis et plus de ressources pour les exercices, mais aussi un peu plus de vent.

En somme, Davos présente des avantages pour les plus grands malades graves, et Saint - Moritz pour les cas les plus opiniâtres.

Les sites les plus avantageux de la Haute-Engadine se trouvent près de Pontresina sur la pente Sud - Est de Muraigl sur le mont de Della Bescha. C'est là que le soleil reste le plus longtemps dans les courtes journées d'hiver. On y jouit du voisinage des forêts de pins et de mélèzes, et on y est abrité des vents du Maloïa. Mais les maîtres d'hôtel de Pontresina sont peu enthousiastes des cures d'hiver, craignent de compromettre leur saison d'été s'ils reçoivent en hiver des poitrinaires. Ils croient évidemment à la contagion. Il y a des sites, près de Acla, à 1850 mètres au-dessus du niveau de la mer, sur la route de Pontresina à Samaden, où l'on pourrait bâtir des hôtels, sans préjudice pour Pontresina.

Samaden est depuis plusieurs années fréquenté par les poitrinaires ; et le confort de l'hôtel Bernina supplée un peu au manque de verandahs, de balcons et de terrasses couvertes. On rencontre des sites magnifiques au-dessus de Silvaplana et de Campfer, sur les pentes sud des pics d'Albana et de Valachin. Le kursaal Maloïa est un peu exposé au vent et n'est pas assez élevé au-dessus du lac de Sils pour que l'atmosphère soit complètement sèche toute l'année ; mais le kursaal est lui-même très sec et les larges corridors sont très commodes pour y prendre de l'exercice. Les calorifères y sont très bien disposés et la nourriture y est parfaite. Le docteur Tucker Wise qui y réside a très bien décrit cette station. D'après lui, le brouillard y est fort rare. Quand je visitai le kursaal Maloïa, en 1884, on construisait plusieurs pavillons en plein air. L'hôtel Maloïa peut rendre de grands services comme séjour de transition à la fonte des neiges, quand on ne peut pas sortir. Les habitués de Davos ou de Saint-Moritz peuvent rester quelques semaines à l'hôtel de Maloïa ; ils peuvent se promener et prendre de longues heures d'exercice dans les corridors sans s'exposer aux courants d'air ou à l'humidité. Si l'on ajoute Zuz dans l'Engadine, on n'a pas d'autres stations d'hiver dans les Hautes-Alpes. On n'a rien installé encore dans les Dolomites, comme au-dessus de Cortina, de San-Martin de Chartreuse et de Campiglio qui présentent pourtant les avantages d'un climat excellent.

Saint-Beatenberg, situé bien plus bas, à 1130 m. au-dessus du lac de Thun, est abrité du nord et de l'est, mais ouvert au sud et très ensoleillé. Les propriétaires du Kurhaus viennent d'y ouvrir un hôtel.

L'hôtel des Avants (à 975 mètres au-dessus du niveau de la mer et à 610 mètres au-dessus du lac de Genève), est fort bien exposé au soleil ; il se trouve en dehors des brouillards en hiver, mais ils y sont fréquents au printemps. Les hôtels sont excellents. Mais la neige n'y stationne pas comme à Davos ou à Saint-Moritz. L'air n'y est pas aussi vivifiant que dans les Grisons. Seewis (1215 mètres au-dessus de la route qui conduit de Landquart à Davos) est très abrité et très favorisé du soleil.

Ces stations arriveront à être très fréquentées comme stations intermédiaires. C'est ainsi que Seewis est une bonne station avant de s'installer à Davos ou à Saint-Moritz. Certains malades ne peuvent pas arriver brusquement aux stations les plus élevées et sont heureux de pouvoir éprouver graduellement les effets des hauteurs. Toutes ces stations doivent se mettre en mesure d'avoir un médecin résident comme on l'a fait à Seewis. Je dirai un mot de deux stations allemandes très fréquentées : Gœrbesdorf en Silésie, et Falkenstein dans le Taunus.

Gœrbesdorf (530 mètres au-dessus du niveau de la mer) fut la première station de montagnes où l'on appliqua le traitement en plein air, combiné à l'hydrothérapie. Hermann Brehmer appliqua le premier ce double traitement, qui était autant hygiénique que thérapeutique. Son établissement est situé dans un beau parc entouré d'une forêt de sapins, où l'on peut se livrer à des exercices d'une manière graduelle.

On a installé dans l'établissement des promenoirs couverts et un jardin d'hiver bien chauffé et bien aéré.

Falkenstein (456 mèt. au-dessus du niveau de la mer) a acquis une grande vogue grâce à la direction des plus intelligentes du Dr Detweiler. Les succès obtenus par ce médecin prouvent ce que l'on peut obtenir chez les poitrinaires par une direction hygiénique et une surveillance constante, même quand les conditions du climat ne sont pas parfaites.

On a organisé plusieurs établissements similaires depuis ces dernières années. On ne peut manquer de citer Aussee en Styrie (655 mèt.), St-Blasien dans la Forêt-Noire (758 mèt.), Reiboldsgrüne (685 mèt.) au milieu de la forêt près de la station d'Auerbach en Saxonie, et Badenweiler (910 mèt.) sur les pentes de la forêt dans une situation exceptionnelle.

En Norwège, on trouve l'établissement de Gausdal (914 mèt. au-dessus du niveau de la mer, 760 mèt. au-dessus du lac de Mjosen, à 40 kilomètres de Lillehammer), qui déjà est très fréquenté par les poitrinaires.

Les stations de montagnes d'Amérique sont plus intéressantes encore. On rencontre une variété de climats dans les Andes du Pérou et dans les montagnes rocheuses des Etats-Unis. On trouve près de l'équateur une température d'hiver analogue à nos températures d'été à des altitudes de 1800 à 2500 mètres. Il faut monter plus haut encore pour rencontrer des stations appropriées à la phtisie. Si l'on s'éloigne de l'équateur, on trouve, à une altitude de 1800 à 2000 mèt., une température à peu près égale à celle que l'on trouve à une altitude de 1500 à 1700 mèt. dans les Alpes. J'ai constaté des cas de guérison chez plusieurs de mes malades déjà très avancés par le séjour aux environs de Jauja et de Huancayo sur des hauteurs variant entre 2.600 et 3.200 mèt. Les observations d'Archibald Smith de Lima ont d'ailleurs démontré les grands avantages de ces stations, mais elles ne ressemblent point aux Alpes suisses. A Huancayo, à 12° de latitude sud et à 75° de longitude O., la température moyenne à l'ombre varie de 10 à 17 centigrades, tandis qu'à Jaja, qui est une ville de 10 à 15.000 habitants, la moyenne annuelle n'a pas dépassé 15 degrés avec un ciel toujours clair et une atmosphère pure et tonique qui prédispose aux exercices en plein air. Je n'ai jamais constaté d'aussi bons résultats que ceux obtenus à Jauja. J'ai été également témoin de nombreuses cures obtenues soit à Santa-Fé de Bogota et à Quito (environ 3.050 mèt.), à la Paz (3.650 mèt.) et à Cuzco (3.500 mèt.). Le Dr Dixon Hunter recommande Arequipa, au Pérou, à 16° sud de latitude. La température, uniforme en hiver et en été, présente une moyenne de 18° dans les appartements et à l'ombre durant le jour. Je préfère, dans la phtisie, ce climat à celui des régions plus chaudes au bord de la mer ; mais cependant la température me semble trop élevée.

Les montagnes rocheuses des Etats-Unis n'ont été conseillées comme séjour aux poitrinaires que depuis 15 à 16 années, et encore cette méthode a-t-elle trouvé bien de l'opposition dans le corps médical. J'ai eu occasion d'envoyer quelques malades américains à Denver ou au Colorado, malgré l'avis des médecins de New-York et de Philadelphie ; je me souviens entre autres de deux cas compliqués d'hémoptysie qui ne tinrent pas compte de l'avis de leurs médecins américains et qui s'en trouvèrent bien. — Les stations minérales de Manitou (1.725 mèt.), de Colorado (1.750 mèt.) et celle de Denver (1.524 mèt.) sont les stations les plus connues grâce aux Drs Denison et Solly ; mais il se trouve dans les Montagnes Rocheuses une quantité de situations parfaites pour des stations de malades.

Le docteur Frankland m'a parlé d'une localité pleine d'avenir, Yellowstone National park, où l'on arrive par le chemin de fer du Nord Pacifique. Ce parc est situé sur les pentes extérieures des montagnes rocheuses entre 44 et 45° de latitude nord. On y rencontre une quantité de sources minérales d'eau bouillante, jaillissant à des hauteurs immenses. On pourrait utiliser la vapeur de ces eaux pour réchauffer les hôtels si le bois de chauffage n'y était en abondance. Yellowstone est immense, et l'on ne pourra jamais s'y entasser comme à Davos.

Mexico et Puebla sont aussi des localités parfaites pour les malades, d'après les renseignements de Jourdanet et de Guilbert. Les altitudes de l'Afrique du Sud ont été décrites par Symes Thompson, Harry, Leech, Trollope, Sandeman et Otter. Les meilleures

stations sont dans l'Etat libre d'Orange, Griqua-
land, West, dans le Transvaal.

Bloemfontein (1433 mètres) est la station la plus
connue. Les autres stations sont Christiana, Blœms-
hoff, Potchofsroom, Witwaterd-Ran, Pretoria, Hei-
delberg, Utrecht, Standerton et Wakkerstroom. Le
climat y est partout sec, le plus souvent très chaud
en été et froid en hiver. J'ai constaté quelques
succès obtenus par le séjour dans ces régions ; mais
les guérisons complètes et absolues que promet-
taient il y a bien des années quelques habitants des
Etats libres n'ont pas encore été publiées. La difficulté consiste en ce que, pour y arriver, les voyages en mer et par terre sont très longs et très dis-
pendieux. Pour arriver à ces hautes régions, il est
préférable de prendre des voitures à bœufs depuis
les villes de Graham ou depuis Wynberg. On ne fait
guère plus de 15 à 18 kilomètres par jour. Mais,
comme on ne voyage que pour sa santé, peu importe
la vitesse. On peut d'ailleurs s'arrêter dans différentes
localités assez confortables.

L'Himalaya est de toutes les montagnes d'Asie
celle qui nous est la plus connue, et où l'on trouve
pour ainsi dire tous les climats sur une étendue de
2.500 kilomètres et sur les hauteurs les plus élevées
du globe, atteignant entre 8.000 et 9.000 mètres. Il
y a des stations pour les malades entre 1.200 mètres
et 2500 mètres entre les chaînes de Neilgherry, des

Pulney, des Aravulli et entre celles de Windhya et celles des Ghauts orientaux.

Ces stations sont rapprochées de l'équateur, et la péninsule est entourée de vastes étangs d'eau chaude. Les vents périodiques venant de ces étangs sont surchargés de vapeurs qui se transforment en pluie en arrivant sur les montagnes froides. Le sol resté humide peut-il être avantageux à la reproduction des microbes ?

Le climat des stations des montagnes des Indes n'est pas le même que celui des Andes du Pérou, des montagnes rocheuses ou des Alpes. C'est ce qui peut expliquer la différence des opinions émises par les médecins anglo-indiens, sur les influences de leurs stations de montagnes dans la phtisie.

Le docteur Keller, qui a passé six mois (d'avril à novembre) à Landom, a publié d'heureux résultats obtenus chez les soldats poitrinaires. Le climat doit être tout autre sur la pente nord de l'Himalaya, car l'air perd, avant d'y arriver, son humidité sur les pentes sud et sur les cîmes les plus élevées ; le climat doit être plus sec et plus froid. Celui du Thibet (2.743^m à 3.750^m) et de Cachemire (1.550^m à 1850^m) doivent être très salutaires. J'aurais voulu avoir le temps de passer en revue les différentes stations de la Suisse et de l'Egypte, de l'Algérie, de l'Italie, de l'Espagne, de la rivière et du sud-est de la France, de l'Australie, de la Nouvelle-Zélande, de

Madère, de Ténériffe, etc., qui toutes ont leurs indications et leur utilité. Mais j'ai eu souvent l'occasion d'en parler ailleurs et chacune d'elles a été fort bien décrite.

Plusieurs de ces localités sont très avantageuses dans la phtisie, surtout dans ces états où l'altitude des montagnes est contre-indiquée. C'est avec regret que je constate que les installations sont très imparfaites, même dans les stations les plus riches en confortable, telles que Cannes, Menton et San-Remo. La plupart des malades y séjournent sans demander aucun conseil médical, et il s'en trouve beaucoup qui succombent pour avoir négligé de consulter. Il y a pourtant là des praticiens d'une valeur éprouvée dont les malades feront bien de suivre les conseils; la négligence est déplorable.

Il serait fort à désirer de voir une installation d'établissements spéciaux pour les malades où la surveillance médicale serait constante et complète. Mais le côté hygiénique n'est pas considéré comme du domaine du médecin ; il s'ensuit une funeste manière d'organiser sa vie, qui devrait se modifier suivant les manifestations de la maladie, et toujours être dirigée par le médecin qui connaît la localité et peut apprécier les modifications morbides.

Je regrette aussi de ne pouvoir donner un aperçu de nos climats d'Angleterre et d'Irlande. J'ai eu l'occasion d'en parler ailleurs, et les docteurs sir J. Clark

Thorowgood, C. L. Williams, Frije, Buchan et autres ont décrit les stations variées que nous possédons, soit sur les bords de la mer, soit dans l'intérieur des terres. Bien que toutes ces localités ont des points différentiels très notables, toutes ont un caractère commun : une grande humidité, une plus grande chaleur que ne le comporte le degré de latitude; une égalité relative par rapport aux saisons et aux durées du jour; une même absence de soleil et la même pesanteur de l'atmosphère; enfin une grande variation dans le courant des vents. Le confort, les précautions hygiéniques et l'alimentation dépassent dans toutes nos stations tout ce que l'on peut rencontrer sur le continent. Elles sont d'un accès facile et les malades peuvent y vivre avec leurs familles.

Au point de vue physiologique, nos stations, comparées aux stations des autres pays de la même altitude, sont plus ou moins toniques et reconstituantes, et elles ne conviennent qu'aux constitutions presque saines et énergiques.

On peut suivre chez nous un traitement préventif, mais on ne saurait y suivre avantageusement un traitement de maladies de poitrine déjà déclarées. Nous devons faire tout notre possible pour remédier aux défauts du climat et pour tirer parti des avantages qu'il peut présenter. Nous ne possédons pas vraiment de stations aménagées pour le traitement de l'affection qui nous occupe ni sur les côtes de Devonshire, de Hants, de Sussex, pas même à l'île de Wight. Il est à désirer que le corps médical s'entende avec les propriétaires pour obtenir des maisons parfaitement organisées pour les malades, avec des balcons, des terrasses et des verandahs qui facilitent la vie en plein air, avec des meubles pouvant se plier dans tous les sens, afin de s'abriter de l'air et du soleil, comme on en trouve à St-Léonard et à Hastings.

Les malades doivent, dès leur arrivée, se mettre sous la direction d'un médecin de la localité, prendre et surtout suivre ses conseils. C'est là un point aussi important que la nature du climat, car le médecin peut remédier à l'insuffisance du climat et en tirer le meilleur parti possible. Livré à lui-même, le malade suit les entraînements de la société et compromet sa cure même sous le meilleur climat. Il est certain qu'il serait très avantageux, surtout pour les malades qui ne sont pas très riches, de trouver des maisons de santé dirigées par de bons médecins : les résultats obtenus, même dans nos stations, seraient bien supérieurs.

J'ajouterai, en finissant, qu'on devrait multiplier les petits hôpitaux dans de bonnes situations pour les poitrinaires pauvres, comme je l'ai déjà dit plus haut. — J'espère que vous accueillerez ces idées avec la même bienveillance que vous m'avez témoignée en me recevant parmi vous. En tous cas, le souvenir des quelques heures consacrées à cette étude sera le plus agréable de ma vie.